Músculos Intrínsecos da Laringe e Dinâmica Vocal

Série Desvendando os Segredos da Voz

TERCEIRA EDIÇÃO

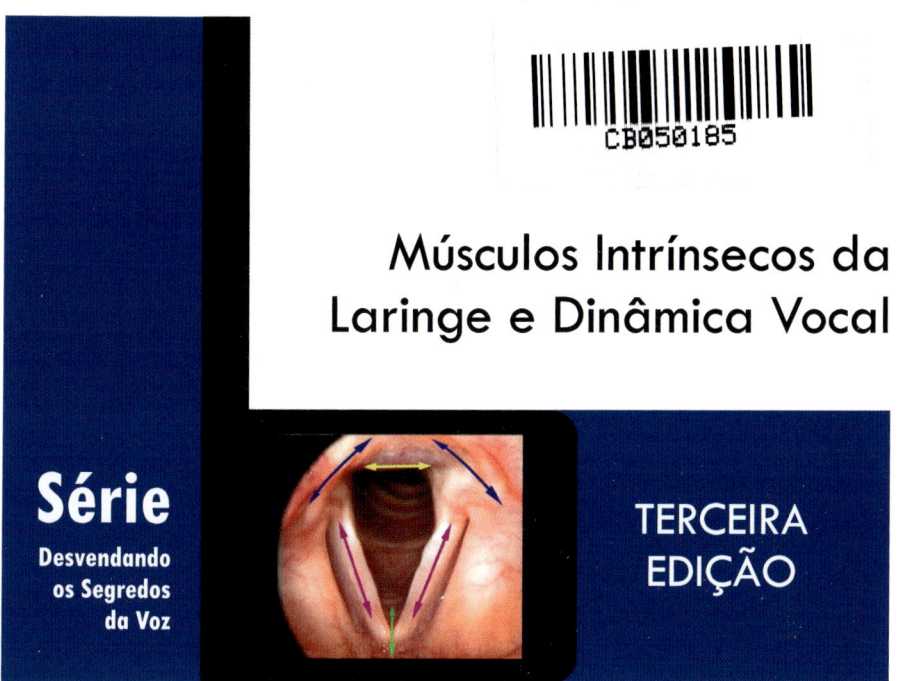

Thieme Revinter

Músculos Intrínsecos da Laringe e Dinâmica Vocal

Série Desvendando os Segredos da Voz

Volume 1
Terceira Edição

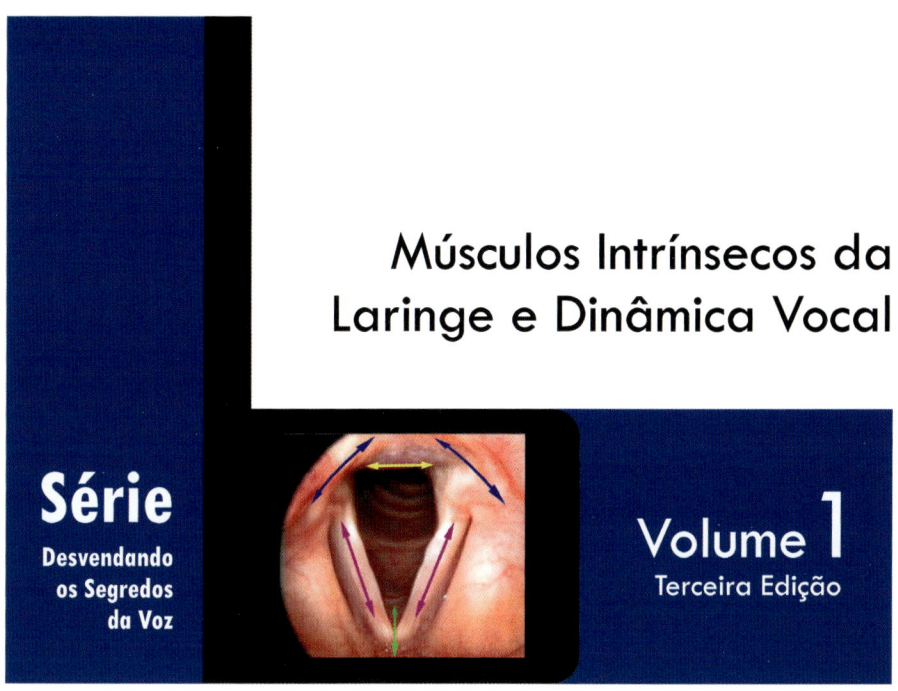

SÍLVIA MARIA REBELO PINHO
Mestre e Doutora em Ciências dos Distúrbios da Comunicação Humana pela Universidade Federal de São Paulo
Especialista em Voz pelo Conselho Federal de Fonoaudiologia
Diretora do INVOZ – Comunicação e Voz Profissional

GUSTAVO POLACOW KORN
Mestre e Doutor pelo Departamento de Otorrinolaringologia e Cirurgia de Cabeça e Pescoço da Universidade Federal de São Paulo – Escola Paulista de Medicina
Presidente da Academia Brasileira de Laringologia e Voz

PAULO PONTES
Professor Titular do Departamento de Otorrinolaringologia e Cirurgia de Cabeça e Pescoço da Universidade Federal de São Paulo

Thieme
Rio de Janeiro • Stuttgart • New York • Delhi

Dados Internacionais de Catalogação na Publicação (CIP)

P654m

Pinho, Sílvia Maria Rebelo

Músculos intrínsecos da laringe e dinâmica vocal / Sílvia Maria Rebelo Pinho, Gustavo Polacow Korn & Paulo Pontes – 3. Ed. – Rio de Janeiro – RJ: Thieme Revinter Publicações, 2019.

104 p.: il; 16 x 23 cm; (Desvendando os Segredos da Voz).
Inclui Índice Remissivo e Referências.
ISBN 978-85-5465-180-0

1. Otorrinolaringologia. 2. Laringe. I. Korn, Gustavo Polacow. II. Pontes, Paulo. III. Título.

CDD: 611.2
CDU: 611.22

Contato com os autores:
invoz@invoz.com.br

© 2019 Thieme Revinter Publicações Ltda.
Rua do Matoso, 170, Tijuca
20270-135, Rio de Janeiro – RJ, Brasil
http://www.ThiemeRevinter.com.br

Thieme Medical Publishers
http://www.thieme.com

Capa: Thieme Revinter Publicações Ltda.

Ilustrações: Flávio Sasano Cordeiro

Impresso no Brasil por Zit Editora e Gráfica Ltda.
5 4 3 2 1
ISBN 978-85-5465-180-0

Nota: O conhecimento médico está em constante evolução. À medida que a pesquisa e a experiência clínica ampliam o nosso saber, pode ser necessário alterar os métodos de tratamento e medicação. Os autores e editores deste material consultaram fontes tidas como confiáveis, a fim de fornecer informações completas e de acordo com os padrões aceitos no momento da publicação. No entanto, em vista da possibilidade de erro humano por parte dos autores, dos editores ou da casa editorial que traz à luz este trabalho, ou ainda de alterações no conhecimento médico, nem os autores, nem os editores, nem a casa editorial, nem qualquer outra parte que se tenha envolvido na elaboração deste material garantem que as informações aqui contidas sejam totalmente precisas ou completas; tampouco se responsabilizam por quaisquer erros ou omissões ou pelos resultados obtidos em consequência do uso de tais informações. É aconselhável que os leitores confirmem em outras fontes as informações aqui contidas. Sugere-se, por exemplo, que verifiquem a bula de cada medicamento que pretendam administrar, a fim de certificar-se de que as informações contidas nesta publicação são precisas e de que não houve mudanças na dose recomendada ou nas contraindicações. Esta recomendação é especialmente importante no caso de medicamentos novos ou pouco utilizados. Alguns dos nomes de produtos, patentes e design a que nos referimos neste livro são, na verdade, marcas registradas ou nomes protegidos pela legislação referente à propriedade intelectual, ainda que nem sempre o texto faça menção específica a esse fato. Portanto, a ocorrência de um nome sem a designação de sua propriedade não deve ser interpretada como uma indicação, por parte da editora, de que ele se encontra em domínio público.

Todos os direitos reservados. Nenhuma parte desta publicação poderá ser reproduzida ou transmitida por nenhum meio, impresso, eletrônico ou mecânico, incluindo fotocópia, gravação ou qualquer outro tipo de sistema de armazenamento e transmissão de informação, sem prévia autorização por escrito.

Dedico a *Série Desvendando os Segredos da Voz* a Ricardo Pinho, com todo o meu amor.

Sílvia Pinho

PREFÁCIO

A comunicação por meio da palavra é a característica mais expressiva da espécie humana. Está intimamente ligada às funções cognitivas e até hoje se discute qual é a ponta inicial do intrincado novelo que elas formam. Conhecer a comunicação humana implica o domínio da biologia, da sociologia e da psicologia, além da compreensão dos valores humanos. Existem conceituados mestres neste campo que, inclusive, tiveram sua formação científica em áreas como física, matemática e tantas outras. Não nos podemos ater somente à ciência quando falamos em comunicação humana. Muito antes de as regras científicas serem definidas, a arte já trabalhava com a comunicação humana. Hoje, a comunhão entre a arte e a ciência é indissociável, e o novelo aqui se torna ainda mais complexo, considerando-se que o estado da saúde também interfere na comunicação. Por este motivo, não devemos esquecer o indivíduo como um ser em si – aqui a ciência é essencial – e como um ser social, onde entra a arte.

Esta dualidade está sempre presente, seja diante de uma queixa ou valor relativo à comunicação.

Na *Série Desvendando os Segredos da Voz*, Sílvia Pinho mostra alguns trechos do referido novelo, fazendo uma ligação entre a fisiologia vocal e determinados aspectos da fala e do canto, além de destacar a importância da sua profissão, a fonoaudiologia, na relação voz e arte.

Paulo Pontes

INTRODUÇÃO

O livro *Desvendando os Segredos da Voz* é uma obra direcionada a todos aqueles que se dedicam ao estudo aprofundado da voz cantada e falada, de natureza patológica, comunicativa ou estética. O enfoque principal deste trabalho é correlacionar os variados aspectos vocais com as prováveis atividades da musculatura laríngea e do trato vocal, assim como com a dinâmica respiratória, particularmente os efeitos do controle voluntário da expiração, no processo de produção vocal falada e cantada. Os assuntos serão abordados, contendo dados de atualização e discussões nas áreas de fisiologia da fonação, diagnóstico em laringologia e voz, análise acústica, patologia e reabilitação da voz falada e cantada com o uso de técnicas, além das suas prováveis justificativas fisiológicas. O livro *Desvendando os Segredos da Voz: Músculos Intrínsecos da Laringe e Dinâmica Vocal,* conta com a valiosa participação do meu grande Mestre, Dr. Paulo Pontes, principal responsável por minha formação em "fisiologia da voz" e com a colaboração do médico otorrinolaringologista, Dr. Gustavo Korn, atual Presidente da Associação Brasileira de Laringologia e Voz. Iniciaremos com uma breve introdução sobre a fisiologia do processo fonatório e suas correlações com o sistema nervoso periférico. Em seguida, descreveremos as estruturas laríngeas e faremos uma revisão aprofundada acerca da atividade dos músculos intrínsecos da laringe. Paralelamente e com base na fisiologia descrita, discutiremos aspectos vocais observados durante a fala e o canto, buscando justificativas para sua produção, além das possibilidades de exercícios. Esta parte sobre as possibilidades vocais, ajustes posturais e justificativas funcionais estão relacionadas à experiência clínica da primeira autora deste capítulo. Nossa intenção é conduzir o leitor ao raciocínio fisiológico em sua prática clínica diária e, também, integrar a ciência com a arte. Desta forma, optamos por tratar o indivíduo, em alguns momentos, como paciente (em casos de doença) e, em outros, como cliente (em casos de distúrbios da comunicação discursiva e estética da voz falada e cantada). É fundamental que o conceito de "Voz Profissional" não se restrinja apenas ao tratamento e à prevenção de distúrbios patológicos em Laringologia e Voz, mas também à busca de novas possibilidades vocais no campo estético e comunicativo.

Sílvia Pinho

SUMÁRIO

PROCESSO FONATÓRIO 1
Fisiologia Vocal 1
    Sistema Nervoso Periférico (SNP) 2
    Fonação 10
    Músculos Intrínsecos da Laringe 20
    Músculos Intrínsecos Abdutores 22
    Músculos Intrínsecos Adutores 30
    Músculos Intrínsecos Tensores 30
    Músculos Aritenóideos (AA) 30
    Músculos Cricoaritenóideos Laterais (CAL) 44
    Músculos Tireoaritenóideos (TA) 45
    Músculos Cricotireóideos (CT) 53
    Exercício de Retenção de Plosivas Sonoras: "B", "D", "G" 70
    Tipos de Fibras dos Músculos Intrínsecos da Laringe 71
    Compartimentos Neuromusculares dos Músculos Intrínsecos da Laringe 74
    Avaliação Perceptiva da Fonte Glótica – Escala RASATI 75
REFERÊNCIAS BIBLIOGRÁFICAS 79
ÍNDICE REMISSIVO 89

PROCESSO FONATÓRIO

O conhecimento da anatomia e da fisiologia laríngea é essencial no tratamento de clientes com distúrbios da voz e da deglutição, pois permite avaliar com precisão os aspectos vocais envolvidos nos quadros patológicos ou puramente funcionais, auxiliando na definição de estratégias de abordagem terapêutica e da fonoterapia.

Quando pensamos em realizar determinado exercício vocal, é fundamental analisar as questões anatômicas e fisiológicas envolvidas no processo fonatório. Há vários anos nossa proposta tem sido realizar exercícios vocais em analogia aos físicos, como metodologia terapêutica.[1-6]

Estratégias terapêuticas e musculares específicas devem ser direcionadas para cada caso em particular. Por essa razão, iniciaremos abordando os aspectos relacionados com as possibilidades e possíveis justificativas terapêuticas embasadas na fisiologia do processo fonatório.

Procuramos, neste volume, empregar termos didáticos e simples, já que observamos a necessidade de aproximar a linguagem técnica, utilizada por fonoaudiólogos e otorrinolaringologistas, da linguagem artística e coloquial, usada por outros profissionais – professores de canto, cantores, atores e preparadores vocais –, com o intuito de facilitar a comunicação entre eles. Um exemplo disso apresenta-se no caso do exercício de sucção do ar (nome técnico) e sua correspondente forma coloquial – exercício do espaguete (nome artístico).

FISIOLOGIA VOCAL

A produção da fala envolve três processos básicos: a produção do sinal laríngeo pela vibração das pregas vocais, a ressonância e a articulação do som gerado, os quais ocorrem no trato vocal supraglótico.[7] Nesta seção, daremos enfoque essencialmente ao processo fonatório.

A fonação tem origem no córtex cerebral, que ativa os núcleos motores do tronco encefálico e da medula, transmitindo os impulsos nervosos para a musculatura da laringe, dos articuladores, do tórax e do abdome, conforme esquema ilustrado na Figura 1.

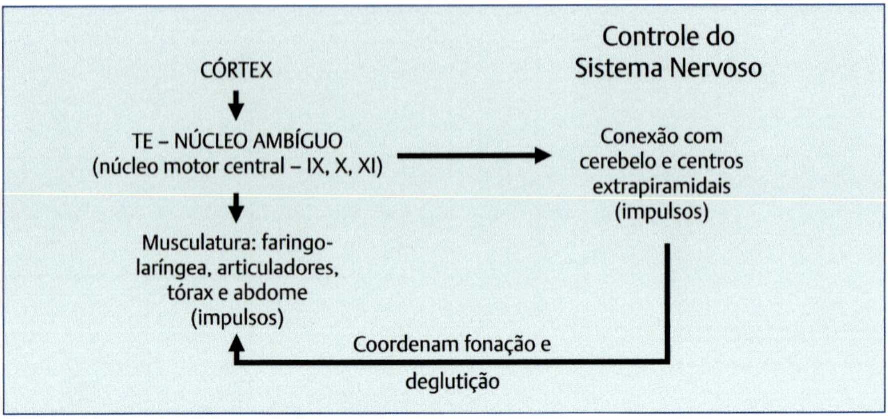

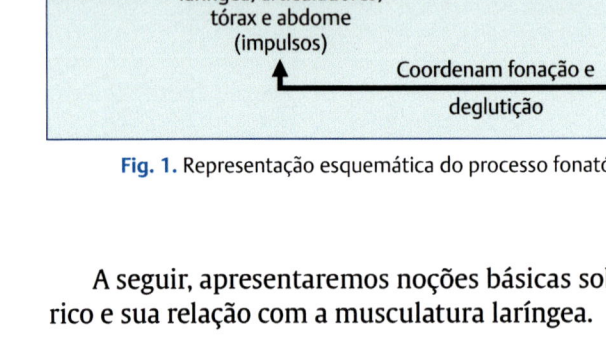

Fig. 1. Representação esquemática do processo fonatório. TE = Tronco encefálico.

A seguir, apresentaremos noções básicas sobre sistema nervoso periférico e sua relação com a musculatura laríngea.

Sistema Nervoso Periférico (SNP)

Inclui nervos (cranianos e espinais), gânglios e terminações nervosas, tendo como objetivo unir os órgãos periféricos (pele, músculos, vísceras etc.) ao sistema nervoso central (SNC). Os nervos cranianos fazem conexão com o encéfalo.[8]

Os termos em negrito referem-se aos nervos cranianos diretamente relacionados com os músculos intrínsecos da laringe e com os demais músculos relacionados à voz e à fala de forma geral.

São 12 os pares de nervos cranianos que inervam o corpo humano:[8,9]

I. *Olfatório* – Fibras sensitivas: olfação.
II. *Óptico* – Fibras sensitivas: visão.
III. *Oculomotor* – Fibras motoras: movimentos do globo ocular, com exceção dos músculos reto lateral e oblíquo superior; músculo ciliar, responsável pela convergência do cristalino; músculo esfíncter da pupila e músculo levantador da pálpebra.
IV. *Troclear* – Fibras motoras: movimentos do globo ocular, por meio do músculo oblíquo superior.
V. **Trigêmeo** – Fibras sensitivas: sensibilidade (da pele da face e da fronte, da conjuntiva ocular, parte da mucosa da cavidade bucal, nariz e seios da face, dos dentes, dos 2/3 anteriores da língua, da maior parte da dura-máter craniana e articulação temporomandibular). Fibras motoras: músculos da mastigação (temporal, masseter, pterigóideo lateral, pterigóideo medial, milo-hióideo e ventre anterior do músculo digástrico),

tensão da membrana timpânica (músculo tensor do tímpano) e tensor do véu palatino.
VI. **Abducente** – Fibras motoras: movimentos do globo ocular, por meio do músculo reto lateral.
VII. **Facial** – Fibras sensitivas: gustação (2/3 anteriores da língua). Fibras motoras: movimentos faciais e tensão dos ossículos da orelha média (músculos da mímica facial, ventre posterior do digástrico, estilo-hióideo e estapédio). Fibras eferentes: para as glândulas lacrimais, submandibulares e sublinguais.
VIII. **Vestibulococlear** – Fibras sensitivas: relacionadas com o equilíbrio e a audição.
IX. **Glossofaríngeo** – Fibras sensitivas: sensibilidade geral e gustativa, quimo e barorrecepção (terço posterior da língua, faringe, úvula, tonsila, tuba auditiva, orelha externa, orelha média, seio e corpo carotídeo). Fibras motoras: deglutição (músculo estilofaríngeo, que eleva e dilata a faringe, e os músculos da faringe; fibras eferentes parassimpáticas para a glândula parótida.
X. **Vago** – Fibras sensitivas: sensibilidade geral, quimo e barorrecepção e sensibilidade visceral (faringe, laringe, traqueia, esôfago, orelha externa, artéria aorta, vísceras torácicas e abdominais). Fibras motoras: fala e deglutição (músculos da faringe e músculos da laringe) e fibras parassimpáticas para as vísceras torácicas e abdominais.
XI. **Acessório** – Fibras motoras: movimentos da cabeça e dos ombros (músculos esternocleidomastóideo e trapézio), parte das fibras eferentes se unem ao nervo vago.
XII. **Hipoglosso** – Fibras motoras: movimentos da língua (músculos intrínsecos e extrínsecos da língua).

Recordamos que o sistema nervoso simpático prepara o organismo para suportar situações de estresse, aumentando a pressão sanguínea e o fluxo respiratório, enquanto o sistema nervoso parassimpático produz efeitos de relaxamento global, causando a redução da pressão sanguínea e do fluxo respiratório.

Em especial, abordaremos o percurso do X par craniano, o **nervo vago**, responsável pelas atividades motoras e sensitivas da laringe relativas à fonação e à deglutição e suas relações.

O controle da produção vocal tem início na área motora primária do córtex cerebral e segue por fibras corticobulbares bilateralmente, via cápsula interna, ao núcleo ambíguo. O corpo celular do nervo vago origina-se no núcleo ambíguo do tronco encefálico, que também é o núcleo motor para os nervos glossofaríngeo e acessório. Esse núcleo dá origem às fibras que, por meio dos nervos glossofaríngeo e vago, inervam os músculos da faringe e da laringe.[10-14]

O corpo celular do nervo vago origina-se, predominantemente, no núcleo ambíguo do tronco encefálico.

A musculatura intrínseca da laringe tem sua atividade comandada pelo nervo vago (X), bilateralmente. Esse nervo emerge do crânio pelo forame jugular (Fig. 2), acompanhando os nervos glossofaríngeo (IX) e acessório (XI).[10,15]

O nervo vago possui dois gânglios sensitivos: o gânglio superior ou jugular, ao nível do forame jugular, e o inferior ou nodoso, logo abaixo desse. Uma parte do nervo acessório, a raiz craniana, une-se ao vago entre os dois gânglios.[8,13]

A partir do gânglio cervical inferior, o nervo vago desce para o tórax, envolto pela bainha carotídea, seguindo paralelamente entre a artéria carótida e a veia jugular interna (Fig. 3).

O nervo vago possui três ramos de interesse para nosso estudo, denominados nervos: faríngeo, laríngeo superior (NLS) e laríngeo inferior ou recorrente (NLI) (Fig. 4). Outro, menos importante, mas que tem relação reflexa com a laringe, é o **nervo de Arnold**, ramo auricular do nervo vago, formado por um ramo deste e um pequeno ramo do glossofaríngeo. O nervo

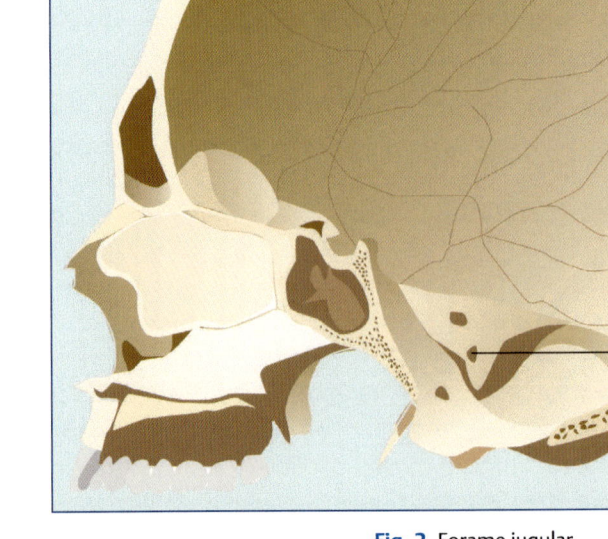

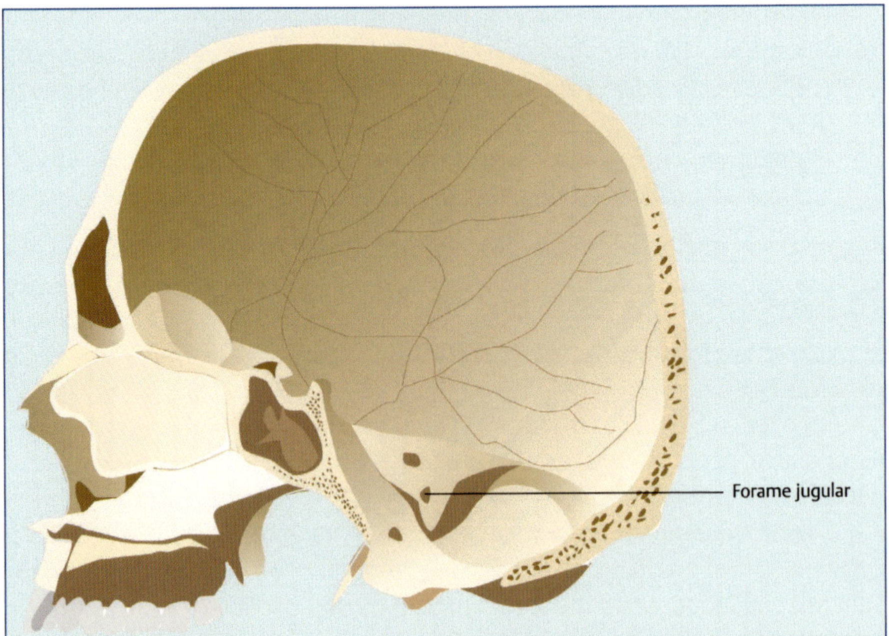

Fig. 2. Forame jugular.

vago origina-se no forame jugular e passa pelo osso temporal, através do canalículo mastóideo. Um dos ramos (o inferior) sai do crânio pela fissura tímpano mastóidea.[16] Ele é responsável pela sensibilidade da pele da parede posterior do conduto auditivo externo e da região auricular posterior. Em razão dessa relação, quando se estimula o conduto auditivo com haste flexível com ponta de algodão, desencadeia-se tosse reflexa, com alguma frequência.

O **nervo faríngeo** é responsável pela inervação dos músculos constritores da faringe, do músculo palatoglosso e dos músculos do palato mole, com exceção do músculo tensor do véu palatino, inervado pelo nervo trigêmeo (V).[9,12,15]

O *nervo* faríngeo se junta às fibras dos nervos glossofaríngeo, ramo laríngeo externo do nervo laríngeo superior e tronco simpático para formar o **plexo faríngeo**. O nervo glossofaríngeo (IX) inerva o músculo estilofaríngeo. O nervo acessório (XI) inerva os músculos trapézio e esternocleidomastói-

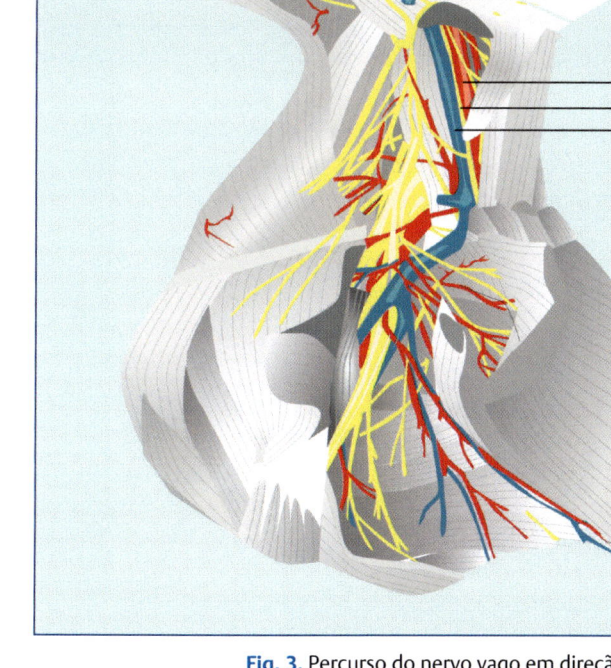

Fig. 3. Percurso do nervo vago em direção ao tórax.

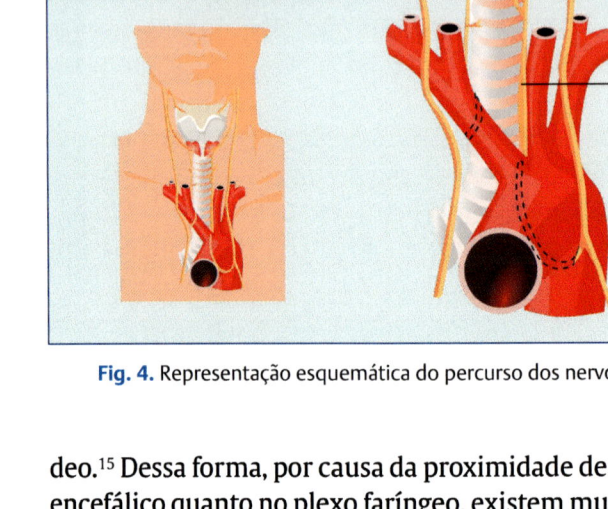

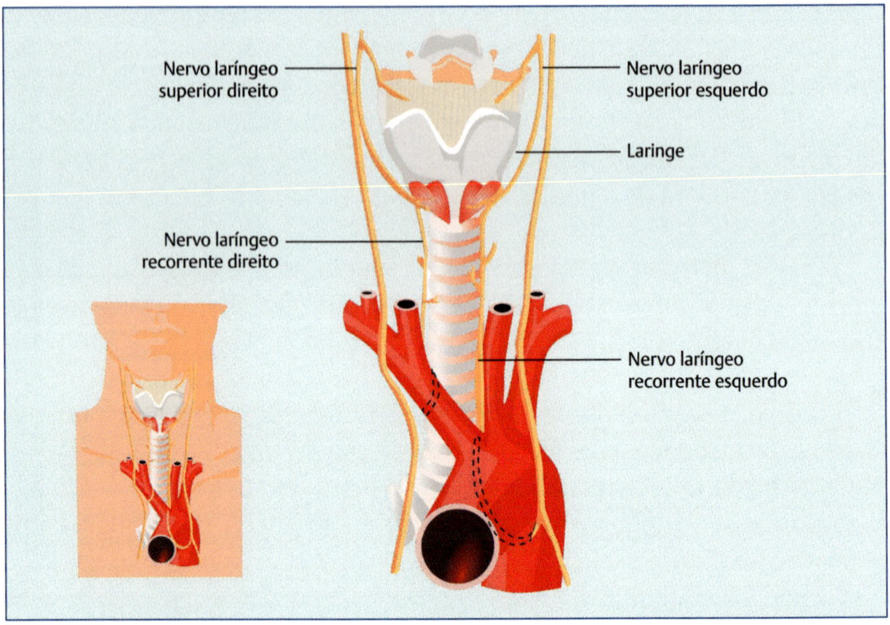

Fig. 4. Representação esquemática do percurso dos nervos laríngeos superior e inferior.

deo.[15] Dessa forma, por causa da proximidade desses nervos, tanto no tronco encefálico quanto no plexo faríngeo, existem muitos casos de paralisia laríngea em que o comprometimento está além da interrupção dos movimentos da prega vocal envolvida.

Classicamente falando, o **nervo laríngeo superior** é uma ramificação que ocorre no gânglio inferior, abaixo do forame jugular.

De cada lado o nervo laríngeo superior possui:

- O ramo interno, aferente, emissor de fibras sensitivas da túnica mucosa que atravessa a membrana tíreo-hióidea. Esse ramo é responsável pela sensibilidade da endolaringe do nível das pregas vocais para cima, da epiglote, da base da língua, do muro ariepiglótico e do dorso das cartilagens aritenóideas.[12,15,17]
- O ramo externo, eferente, emite fibras motoras que descem junto à face posterior do músculo esternotireóideo (ET), sendo responsável pela motricidade do músculo cricotireóideo (CT) e fibras do músculo constritor inferior da faringe.[12,14,15]

Existem vários estudos que identificaram fibras motoras provenientes do ramo interno dirigindo-se aos músculos aritenóideos.[18-24] Recentemente, outros autores reafirmam esses achados e também demonstram por eletromiografia (EMG) a existência de fibras motoras do ramo externo para o músculo tireoaritenóideo (TA), mais especificamente para o terço anterior das pregas vocais, em alguns indivíduos.[25] Outro estudo anatômico evidenciou, em quase metade das lâminas estudadas, a presença de uma conexão neural saindo da superfície medial do CT e entrando na superfície lateral do TA.[26]

É de consenso que o envolvimento do nervo laríngeo superior externo causa paralisia do músculo CT, comprometendo os sons agudos. Tal quadro, quando decorre de acometimento unilateral, pode passar despercebido em algumas pessoas, porém as mudanças em profissionais da voz podem ser expressivas, especialmente em cantores. Além da dificuldade nos agudos, a voz pode apresentar discreta rouquidão e soprosidade, além de *loudness* normal ou pouco diminuído.[10,15,27] Se a lesão do nervo laríngeo superior for unilateral e a produção de tons agudos for solicitada, ocorrerá movimento de rotação da parte anterior da laringe em direção ao lado sadio (glote oblíqua). Mas é importante frisar que, em decorrência da imagem da laringoscopia parecer normal, muitos casos são diagnosticados como quadros de disfonia funcional. No exame, pode-se observar a prega vocal do lado acometido mais curta, em virtude da falta de alongamento que ocorreria com a contração do CT. Dessa forma, prega vocal unilateralmente encurtada, levemente arqueada, associada à presença de glote oblíqua (desvio da porção posterior da laringe para o lado acometido) durante a emissão de agudos é sinal indicativo de paralisia unilateral do músculo CT, por comprometimento do nervo laríngeo superior do mesmo lado.[15,28,29] Nesse caso, pode também ocorrer desnivelamento entre as pregas vocais durante a emissão dos agudos, com consequente diferença de fase vibratória entre as pregas vocais (assimetria de fase da onda mucosa), porém não há um consenso na literatura se a prega vocal afetada ficar posicionada em nível superior ou inferior em relação à sadia.[28-32]

Esses achados podem ser observados por meio da laringoscopia indireta. A avaliação da laringe e do trato vocal é realizada pelo médico otorrinolaringologista. A laringoscopia é representada por procedimentos como a endoscopia rígida ou telelaringoscopia e a endoscopia flexível, que propiciam a visibilização e a avaliação funcional da laringe, com o paciente acordado, utilizando-se ou não anestesia tópica. Tanto no laringoscópio rígido quanto no flexível, é possível conectar fonte de luz e câmera, permitindo a magnificação e a documentação da imagem. A laringoscopia rígida consiste na introdução de laringoscópio pela boca, solicitando-se ao paciente que coloque a língua para fora da cavidade oral, situação esta mantida pelo examinador com o auxílio de uma gaze. A endoscopia flexível consiste na introdução do aparelho por uma das narinas, possibilitando a avaliação dinâmica do trato vocal, desde as cavidades nasais até a laringe. Tanto no endoscópio rígido quanto no flexível, é possível acoplar o equipamento estroboscópico, que permite a visibilização dos padrões de vibração das pregas vocais, por meio de uma luz pulsátil. A coaptação glótica, o comportamento da onda mucosa e suas características, como simetria de fase e amplitude, são avaliados (Fig. 5).[33,34]

A confirmação diagnóstica de paralisia uni ou bilateral de CT e realizada por meio da avaliação eletromiográfica (EMG).

Se a lesão do nervo laríngeo superior for bilateral, ocorrerá paralisia bilateral do músculo CT, com redução da tensão externa das pregas vocais e aparecimento de discreta fenda fusiforme, que se evidencia principalmente quando o paciente tenta produzir sons agudos.[3] Nestes casos, as pregas vocais apresentam aspecto encurtado e arqueado, e a epiglote pende posteriormente, obscurecendo a parte anterior da glote. Ocorre rouquidão e soprosidade moderada, redução da *loudness*, com comprometimento importante na habilidade de alterar o *pitch*, com dramática interferência no canto.[15] Os engasgos e as aspirações não são frequentes, mas podem ocorrer.[35]

Da avaliação fonoaudiológica, a primeira autora deste livro observa que os cantores portadores de paralisia unilateral de CT dificilmente conseguem emitir tons acima da região da segunda passagem de registros (no caso de uma soprano, acima de fá4/sol4) e os portadores de paralisia bilateral de CT, dificilmente emitem tons acima da primeira passagem de registros (no caso de uma soprano, acima de fá3/sol3).

O ***nervo laríngeo inferior ou recorrente*** é outra ramificação que ocorre no gânglio inferior, abaixo do forame jugular. Penetra na laringe, posteriormente, entre as cartilagens cricóidea e tireóidea. É essencialmente motor e assimétrico. À direita, contorna a artéria subclávia anteriormente e à es-

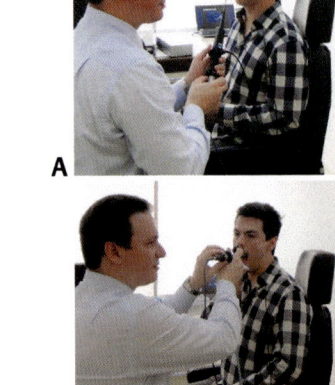

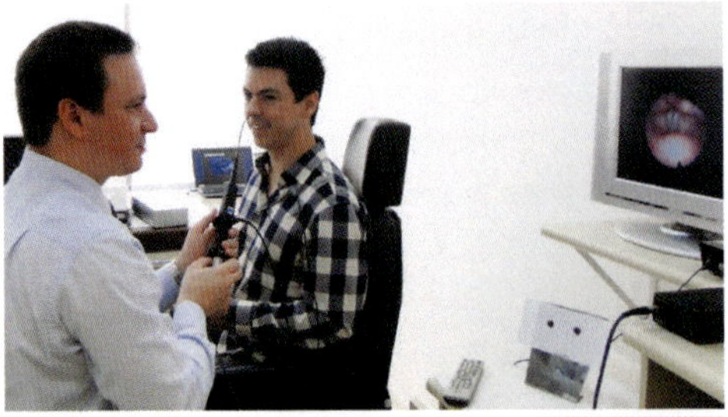

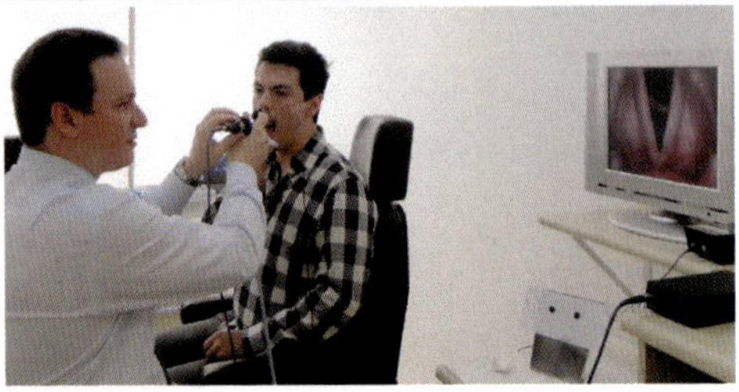

Fig. 5. Exame laringoscópico realizado em consultório pelo Dr. Gustavo Korn no cantor Rodolfo Theodoro.
(**A**) Nasofibrolaringoscopia de laringe.
(**B**) Telelaringoscopia rígida.

querda, com percurso mais longo, contorna o arco da artéria aorta, sendo mais suscetível às lesões. Além da inervação motora de todos os músculos intrínsecos da laringe (exceto do CT), o nervo laríngeo recorrente é também responsável pela inervação sensitiva e secretora da infraglote.[12]

Resumindo: são três ramos do nervo vago de maior interesse em laringologia e voz, denominados nervos: faríngeo, laríngeo superior e laríngeo inferior ou recorrente.

1. **Nervo faríngeo:** inerva os músculos do palato mole (exceto o músculo tensor do véu palatino, inervado pelo V par craniano, trigêmeo), o músculo palatoglosso e as fibras dos músculos constritores faríngeos.
2. **Nervo laríngeo superior, ramo interno:** responsável pela sensibilidade da laringe e pela motricidade parcial dos músculos aritenóideos (AA); e ramo externo: motricidade do músculo cricotireóideo (CT), motricidade parcial das fibras do constritor inferior da faringe e motricidade parcial de fibras anteriores do músculo tireoaritenóideo (TA).
3. **Nervo laríngeo inferior:** inervação sensitiva e secretora da infraglote e motricidade dos demais músculos intrínsecos da laringe.

Os nervos laríngeos superior e inferior também são responsáveis pelas atividades motoras da laringe envolvidas na fala e na deglutição.

Quando ocorre lesão no núcleo do nervo vago, há redução ou ausência do reflexo nauseoso, disfagia por disfunção muscular intrínseca e extrínseca da laringe, regurgitamento nasal de alimentos, ressonância nasal e disfonia em grau variável.

Após ingressar na laringe posterior e na articulação cricotireóidea logo abaixo da inserção do músculo constritor da faringe, o cricofaríngeo, o nervo laríngeo recorrente divide-se em: ramo anterior e ramo posterior. O ramo anterior fornece o suprimento dos músculos cricoaritenóideo lateral (CAL) e tireoaritenóideo (TA). O ramo posterior supre o músculo cricoaritenóideo posterior (CAP) e os aritenóideos (AA).[11,17] Os músculos aritenóideos recebem inervação tanto do nervo laríngeo superior como do inferior.[21] Existe uma comunicação neural entre o ramo interno do nervo laríngeo superior e o ramo posterior do nervo recorrente, denominada alça de Galeno.[11]

Em caso de lesão do nervo laríngeo recorrente, ocorre paralisia de todos os músculos intrínsecos da laringe, com exceção do CT. Uma ou ambas as pregas vocais ficam paralisadas (lesões uni ou bilaterais, respectivamente). Nos casos de paralisia bilateral, em posição mediana, pode ocorrer estridor com importante comprometimento da via aérea, muitas vezes necessitando de traqueostomia e, posteriormente, cirurgia por aritenoidectomia parcial para ampliação da área respiratória. Se o espaço glótico respiratório for um pouco mais amplo, ou seja, um lado em paralisia paramediana e o outro em paralisia mediana já é possível equilibrar fonação e respiração por meio da fonoterapia, levando o paciente a adaptar-se à sua nova condição. Em casos unilaterais, dependendo da posição da prega paralisada, a voz torna-se soprosa, com diminuição da *loudness*, e, em alguns casos, com diplofonia e/ou fonação em falsete.[15] Pode também ocorrer fonação ventricular compensatória em casos de arqueamento da prega vocal paralisada em posição mediana ou paramediana ou, vibração de uma prega vocal com a prega ventricular contralateral diante de desnivelamento entre a prega paralisada e a sadia.

Não podemos deixar de mencionar os casos de paresia seletiva do músculo TA, cada vez mais frequentemente diagnosticados em nossa prática clínica. Nesta situação, a lesão neural costuma ser unilateral e compromete algumas fibras do músculo vocal apenas, não impedindo os movimentos das pregas vocais, mas limitando-os. Os profissionais da voz que mais se ressentem desta alteração são os cantores. Geralmente, suas queixas são observadas após um quadro gripal intenso, acompanhado de episódio duradouro de rouquidão, que apesar de desaparecer após a gripe, deixa sequelas na voz decorrentes da redução do tônus da prega vocal afetada. São referidas dificuldades vocais como: voz fraca e/ou quebras em região média de voz (particularmente ao redor da primeira passagem de registros). Importante salientar que à laringoestroboscopia observa-se diferença de fase vibratória entre as pregas vocais, principalmente em notas graves e em região da passagem de registros; há tendência à medialização da prega ventricular mais acentuadamente do lado sadio e; algumas vezes, nota-se redução da expansão faríngea do lado afetado. Posteriormente, pode ocorrer um processo de recuperação espontânea da atividade muscular, com a reinervação das fibras afetadas, mas, frequentemente, há provável derivação de fibras adutoras para suprir as abdutoras e, vice-versa, o que pode implicar em falta de controle sobre a musculatura intrínseca da laringe, gerando momentos de pequenos espasmos no canto, com características de distonia focal laríngea do tipo tarefa dependente.

Fonação

A fonação é um "ato físico de produção do som por meio da interação das pregas vocais com a corrente de ar exalada. Os *puffs* de ar são liberados em frequência audível (**fonte glótica**), ressoando nas cavidades supraglóticas do trato vocal" (***filtro***).[36]

O trato vocal é formado por cavidades e subdividido em regiões anatômicas (Figs. 6 e 7):

1. **Cavidades:** oral, nasal e seios paranasais.
2. **Regiões:** parte nasal da faringe (nasofaringe, rinofaringe ou *cavum*), parte oral da faringe (orofaringe ou bucofaringe) e parte laríngea da faringe (laringofaringe ou hipofaringe).

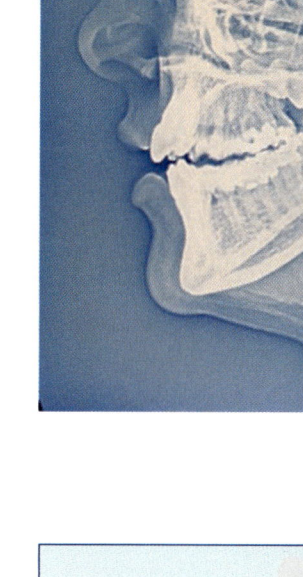

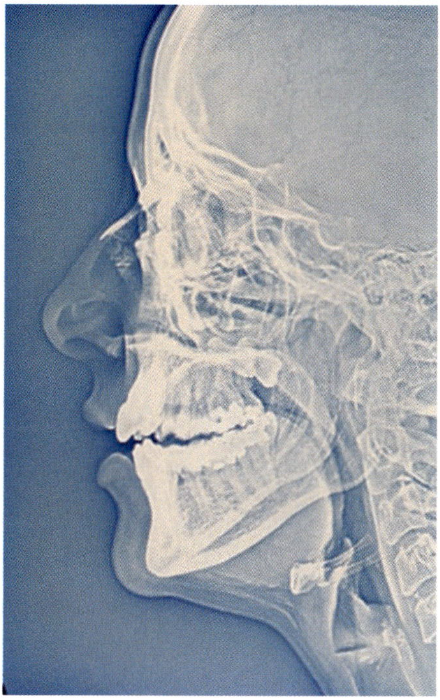

Fig. 6. Xerorradiografia com visão em perfil das estruturas e cavidades do trato vocal durante a respiração usual em um indivíduo adulto, do sexo feminino.

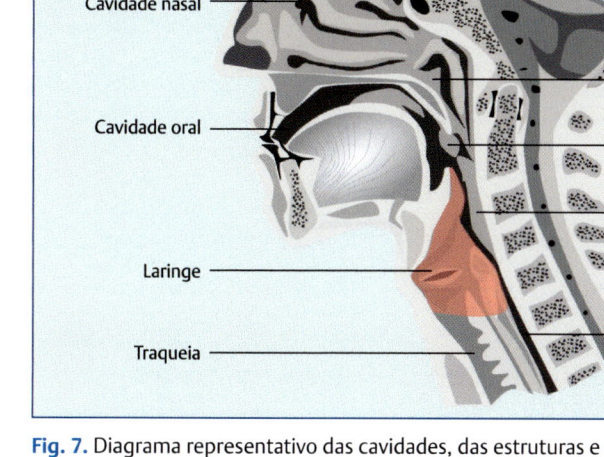

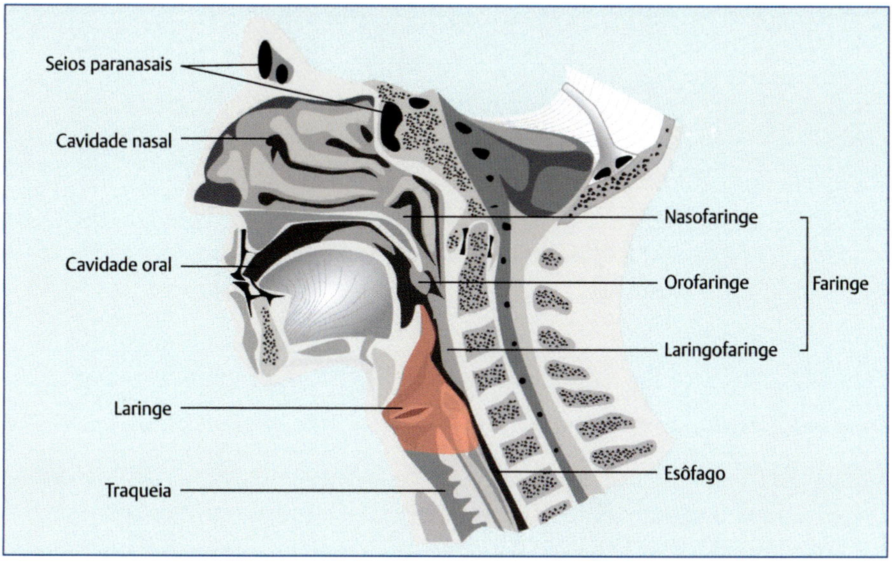

Fig. 7. Diagrama representativo das cavidades, das estruturas e das regiões do trato vocal (em perfil) e sua relação com o esôfago, a traqueia e os seios paranasais.

A **laringe** é um órgão extremamente complexo, responsável por diversas e importantes atividades fisiológicas. As funções básicas da laringe (proteção, respiração e fonação) são o resultado de diversos reflexos inter-relacionados que ocorrem no tronco encefálico. As conexões centrais envolvidas com a modulação de tais reflexos ainda são pouco conhecidas. Algumas atividades, como aquelas relacionadas com a função de proteção, são estritamente reflexas e involuntárias. Outras, como as ligadas à respiração, podem ser iniciadas voluntariamente, apesar de ainda serem reguladas de maneira não intencional. Já a fonação constitui, em muitas ocasiões, atividade eminentemente voluntária. Contudo, também pode ser regulada involuntariamente ou ocorrer por mecanismos reflexos.[7]

A vibração das pregas vocais (fonte glótica) é responsável pela conversão da energia aerodinâmica em energia acústica. Ela depende de um componente mioelástico e outro aerodinâmico para ocorrer. Sob controle neuromuscular, as pregas vocais são aduzidas na linha média, assumindo postura fonatória. A atividade neuromuscular é fundamental no controle da massa,

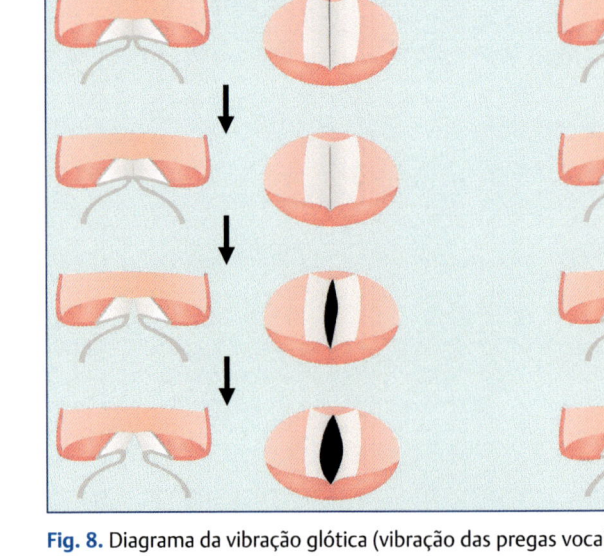

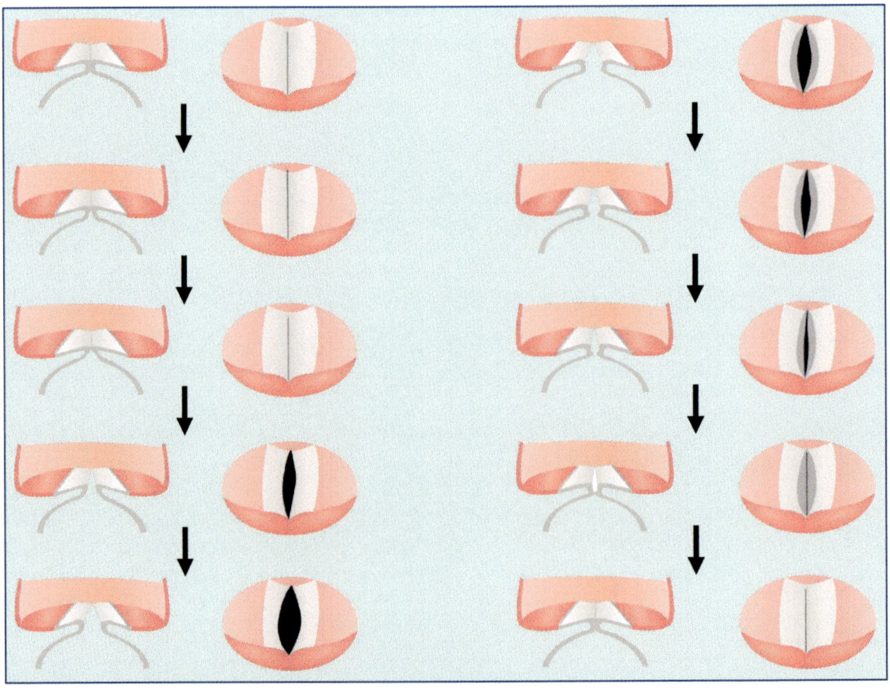

Fig. 8. Diagrama da vibração glótica (vibração das pregas vocais) que ocorre no processo fonatório: corte coronal e visão superior respectivamente.

tensão e elasticidade das pregas vocais que constituirão o componente mioelástico. A partir daí o fenômeno vibratório ocorre basicamente por forças aerodinâmicas relacionadas com o fluxo aéreo expiratório (Fig. 8).

Durante a adução glótica ocorre a resistência das pregas vocais ao fluxo de ar exalado, criando crescente pressão subglótica. Quando a pressão de ar vence a resistência glótica afastando as pregas vocais, diversas forças interagem imediatamente para promover o fechamento glótico. As principais são: a elasticidade das pregas vocais (regulada pela musculatura intrínseca da laringe) e o efeito de Bernoulli (relação entre a velocidade do fluxo de ar e o estreitamento glótico, causando efeito de sucção das pregas vocais) (Fig. 9).

Com a passagem de ar através da glote, a pressão subglótica diminui, reduzindo a força que mantém as pregas vocais separadas. Pelo efeito conjunto de alguns fatores – manutenção da força adutora intrínseca, elasticidade dos tecidos e efeito de Bernoulli –, as pregas vocais são reaproximadas.

Assim que a glote se fecha, a pressão subglótica volta a aumentar, e o processo fonatório recomeça.

A laringe é constituída de estruturas musculocartilaginosas, membranosas e ligamentosas. Localiza-se na terminação superior da traqueia e tem dimensões variáveis, conforme a idade e o sexo do indivíduo.

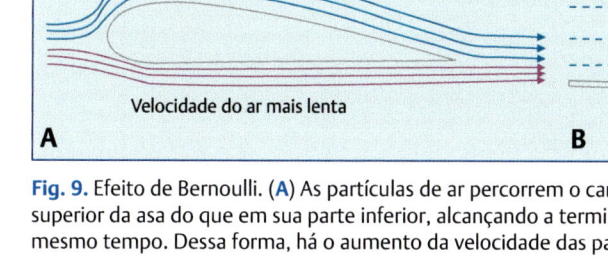

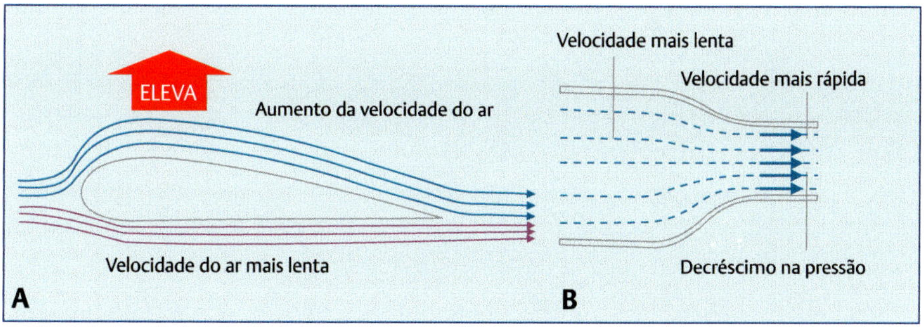

Fig. 9. Efeito de Bernoulli. (**A**) As partículas de ar percorrem o caminho mais longo na parte superior da asa do que em sua parte inferior, alcançando a terminação final *(ponta das setas)* ao mesmo tempo. Dessa forma, há o aumento da velocidade das partículas de ar na parte superior da asa, com redução da pressão nessa região em relação à parte inferior, favorecendo a elevação da asa (princípio básico do voo em aviões). (**B**) O aumento da velocidade das partículas de ar, e a consequente redução de pressão, também ocorre quando o ar passa através de embocadura mais estreita do que a inicial, à similaridade do que acontece quando o ar sai da traqueia em direção às pregas vocais aduzidas. Nesse caso, o afastamento das mesmas se dá por aumento de pressão subglótica, e a aproximação das pregas vocais ocorre inicialmente por retrocesso elástico, seguido pela sucção das pregas (efeito de Bernoulli) durante o processo fonatório.

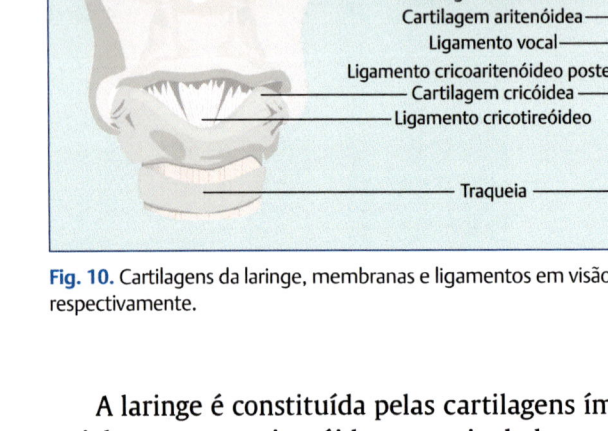

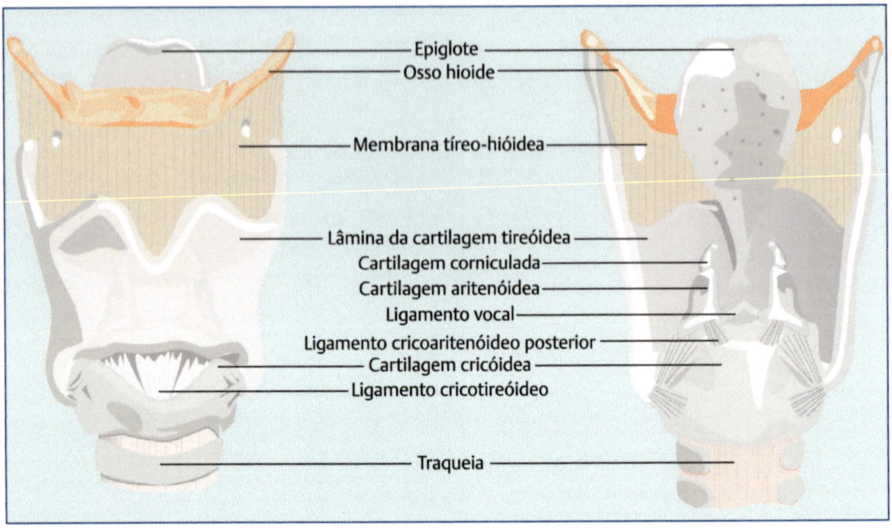

Fig. 10. Cartilagens da laringe, membranas e ligamentos em visão anterior e posterior, respectivamente.

A laringe é constituída pelas cartilagens ímpares: cricóidea, tireóidea, epiglote; pares: aritenóideas, corniculadas, cuneiformes; e o osso hioide (ímpar) (Fig. 10).

Salientamos que o movimento das cartilagens aritenóideas em relação à cartilagem cricóidea se dá por deslizamento nas direções anterior e inferior, ou nas direções posterior e superior. O termo rotação, utilizado em vários livros, não é o mais apropriado para definir o movimento das aritenoides. Além disso, quando estas se movem anterior e inferiormente, ocorre uma outra mudança de direção. As cartilagens aritenóideas, junto com as pregas vocais, movem-se medialmente, no encontro uma da outra (adução). A abdução acontece no sentido contrário (aritenóideas movendo-se posterior e superiormente).[37]

Além da ação dos músculos intrínsecos da laringe sobre a movimentação e a estabilidade da articulação cricoaritenóidea, ocorre a participação do ligamento cricoaritenóideo posterior (Fig. 10), do cone elástico e do ligamento vocal, limitando a abdução glótica excessiva, e do cone elástico juntamente com a atividade dos músculos cricoaritenóideos posteriores (CAP), restringindo a adução glótica excessiva (Figs. 11 e 12).[38]

O **cone elástico** é uma lâmina de membrana abaixo das pregas vocais que conecta as cartilagens tireóidea, cricóidea e aritenóidea entre si e forma uma cavidade afunilada abaixo das pregas vocais. Sua terminação inferior situa-se na margem superior da cartilagem cricóidea, formando o

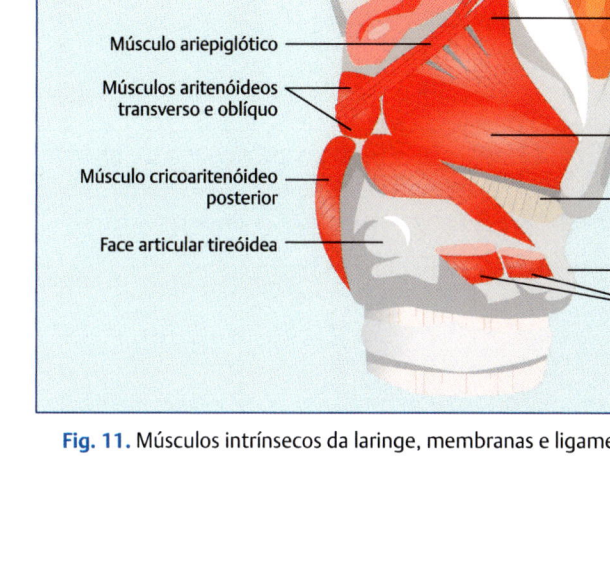

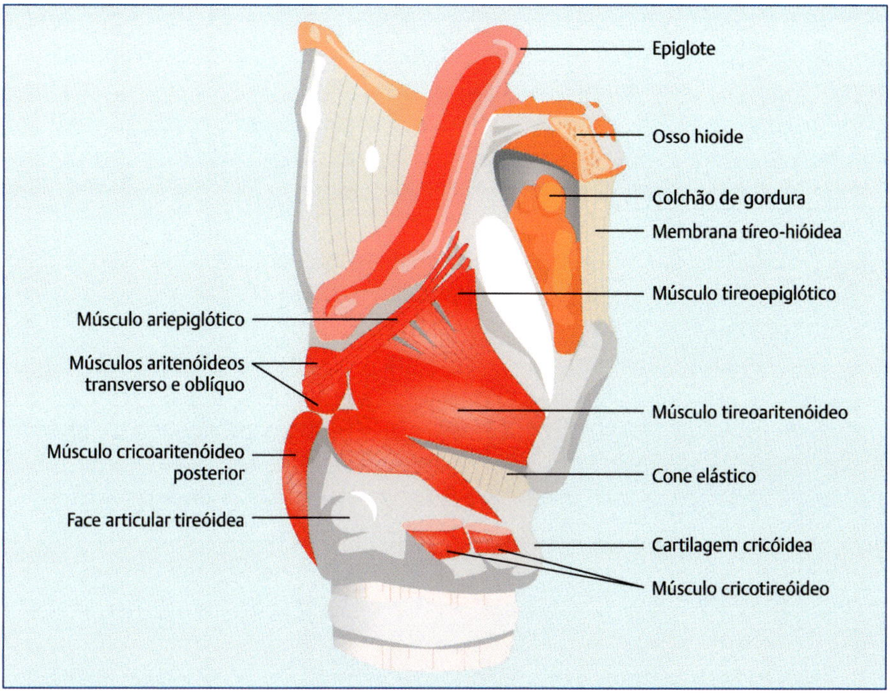

Fig. 11. Músculos intrínsecos da laringe, membranas e ligamentos laríngeos em visão lateral.

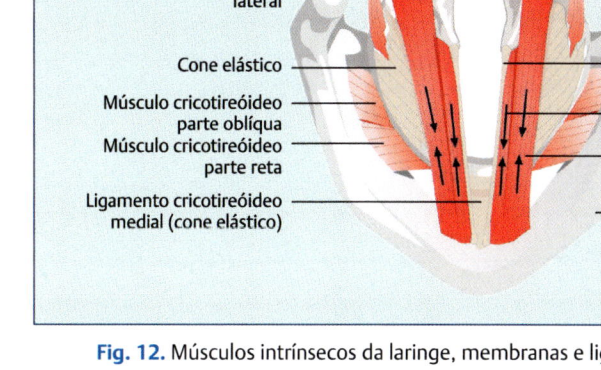

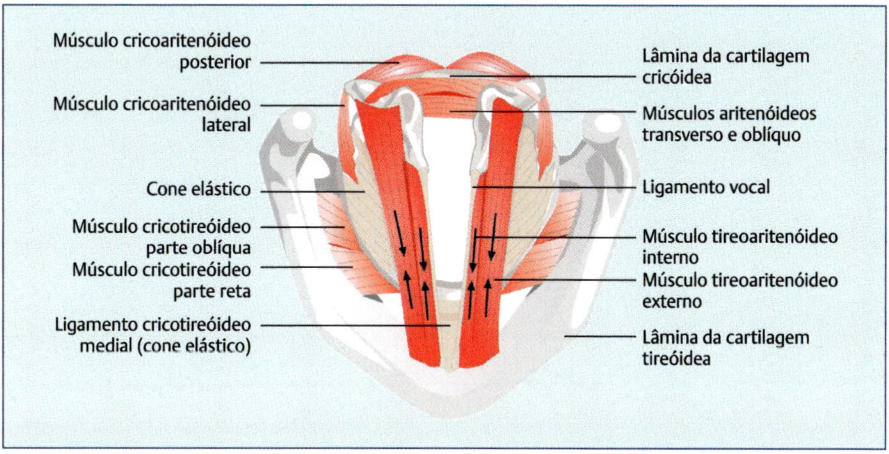

Fig. 12. Músculos intrínsecos da laringe, membranas e ligamentos em visão superior.

ligamento cricotireóideo medial (Fig. 10), dirigindo-se à margem inferior do ângulo da cartilagem tireóidea e a duas membranas cricotireóideas laterais (partes integrantes do cone elástico) (Figs. 12 e 13). Estas seguem superiormente até a margem das pregas vocais, dando continuidade aos **ligamentos vocais**, anteriormente inseridos no ângulo da cartilagem tireóidea e, posteriormente, nos processos vocais das cartilagens aritenóideas (Fig. 13).[39]

Além das pregas vocais, encontramos no interior da laringe as pregas ventriculares (pregas vestibulares, bandas ou falsas pregas vocais) e o ventrículo da laringe (Fig. 14).

É interessante observar que quadros de disfonia hipercinética frequentemente apresentam obliteração funcional dos ventrículos da laringe, por provável hiperfunção das musculaturas intrínseca e extrínseca da laringe. A hiperfunção vocal causa a elevação laríngea e o consequente aumento da

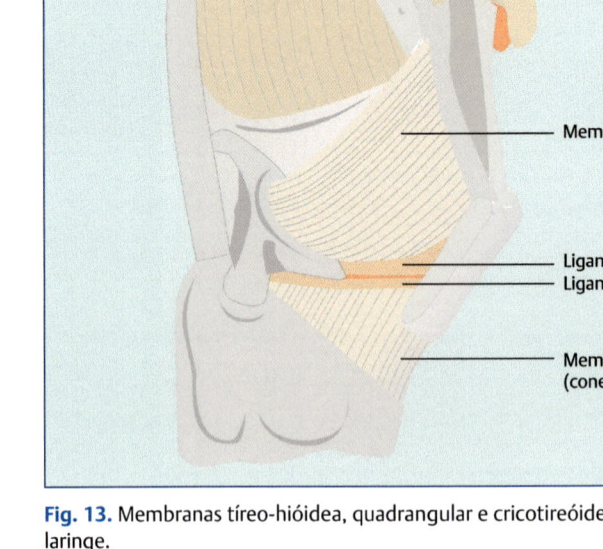

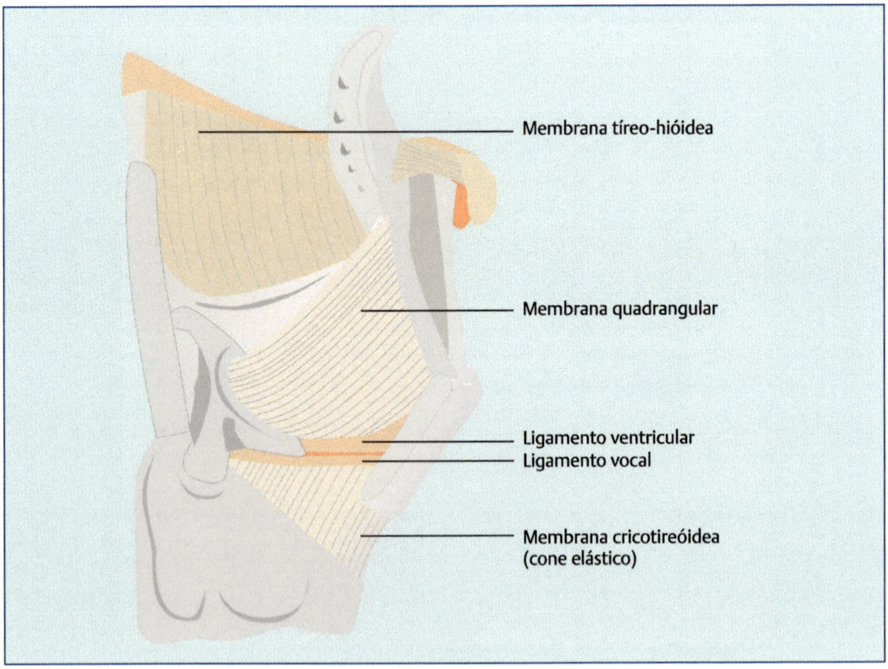

Fig. 13. Membranas tíreo-hióidea, quadrangular e cricotireóidea em visão medial, interna da laringe.

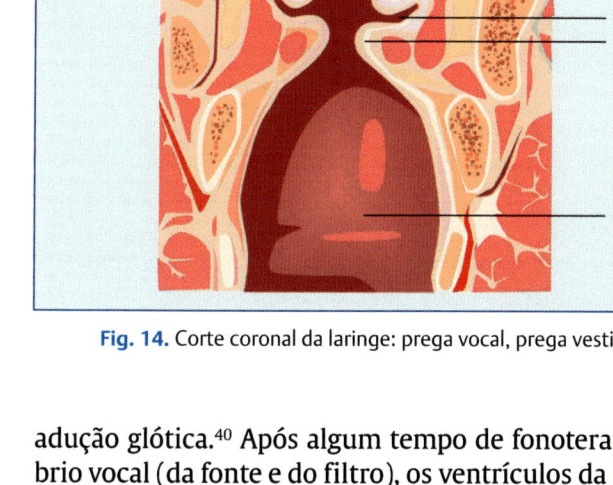

Fig. 14. Corte coronal da laringe: prega vocal, prega vestibular e ventrículo laríngeo.

adução glótica.[40] Após algum tempo de fonoterapia, ao se atingir o equilíbrio vocal (da fonte e do filtro), os ventrículos da laringe tornam-se visíveis à laringoscopia, durante a fonação.

Outro aspecto a ser considerado é o fato de que grande número de glândulas é encontrado nas pregas ventriculares, nos ventrículos da laringe e na região infraglótica. É provável que uma das razões para a constante presença de secreção sobre as pregas vocais, causando pigarro em indivíduos disfônicos, seja a compressão glandular pela hiperfunção do trato vocal.[3,5] Muito frequentemente, a sensação de pigarro desaparece após a fonoterapia.

Logicamente, outros fatores, como, a presença do refluxo gástrico, devem ser afastados. Autores sugerem que a própria disfonia hipercinética, que por si acarreta a elevação hiperfuncional da laringe, propiciaria o vazamento do conteúdo gastroesofágico ou de seus gases para o interior da laringe, danificando seus delicados tecidos.[3]

Considerando-se que o esfíncter esofágico superior se abre durante a deglutição em razão da elevação laríngea,[41] podemos supor que a posição constantemente elevada da laringe, observada nas disfonias hipercinéticas, seja fator predisponente ao refluxo faringolaríngeo. Portanto, a fonoterapia, visando ao equilíbrio da fonação por meio do reposicionamento laríngeo (para a posição de repouso), poderia, teoricamente, melhorar os sintomas de laringite por refluxo inicialmente observados.[4] Frequentemente, observamos na prática clínica a atenuação dos sinais laríngeos compatíveis com a síndrome do refluxo, após o reposicionamento da laringe por meio da fonoterapia.

Estimular o abaixamento laríngeo por exercício de "sucção" do ar, simulando a sucção de um "espaguete" (exercício de sucção do ar), promove a ampliação faríngea e supraglótica.[42]

Exercício de sucção do ar (*exercício do espaguete*): favorece o alongamento do trato vocal com o arredondamento labial (lábios na forma da vogal/u/), a elevação do palato mole e do dorso lingual, a ampliação faríngea e o abaixamento laríngeo, por contração do músculo esternotireóideo, predominantemente. Esse exercício de sucção do ar pode ser realizado em várias modalidades e com enfoques distintos. A primeira modalidade é o ***exercício de sucção progressiva do ar*** (*espaguete progressivo*) que deve ser feito inspirando-se progressivamente a máxima quantidade de ar possível (utilizando-se do volume inspiratório de reserva, sem tensionar a musculatura do pescoço), ampliando-se progressivamente a duração do tempo inspiratório, até por volta de 10 segundos. A repetição desse procedimento por 5 vezes, teoricamente, alonga o trato vocal e prepara a musculatura envolvida para as demandas ressonantais que dependerão da contração de suas partes. A utilização de um aparelho nebulizador (com inalação de soro fisiológico em temperatura ambiente) é indicada durante a realização desse procedimento, evitando o ressecamento do trato vocal pela passagem da corrente aérea através da cavidade oral.

Exercício da fonação econômica: alongado o trato vocal, o cliente deve tentar manter essa situação muscular, produzindo a emissão de um "Hô, Hô" do "Papai Noel", ou um "Hu, Hu", um "iô, iô, iô", ou mesmo um/u/prolongado, sons que favorecem a ampliação do trato vocal posterior, relaxando bem a mandíbula, "entubando" a voz (sem produzir brilho) e monitorando com os dedos a situação de laringe baixa (deve-se tomar cuidado para não deprimir a língua na tentativa de abaixar a laringe por compressão). A seguir, transforma-se a emissão em palavras mantendo-se a mesma qualidade vocal: iôiô janeiro (Hô Hô, HuHu ou/u/), iôiô fevereiro etc. (como se estivesse falando e bocejando ao mesmo tempo). Progressivamente, tenta-se emitir a fala com mais naturalidade. Inicialmente, imita-se a voz de um "Lorde Inglês" com a frase: "Charles, traga meu carro" e em seguida manter emissão vertical, natural, suave, sem guturalidade, sem brilho e econômica (palato alto e laringe baixa, mas sem os extremos da voz do Papai Noel

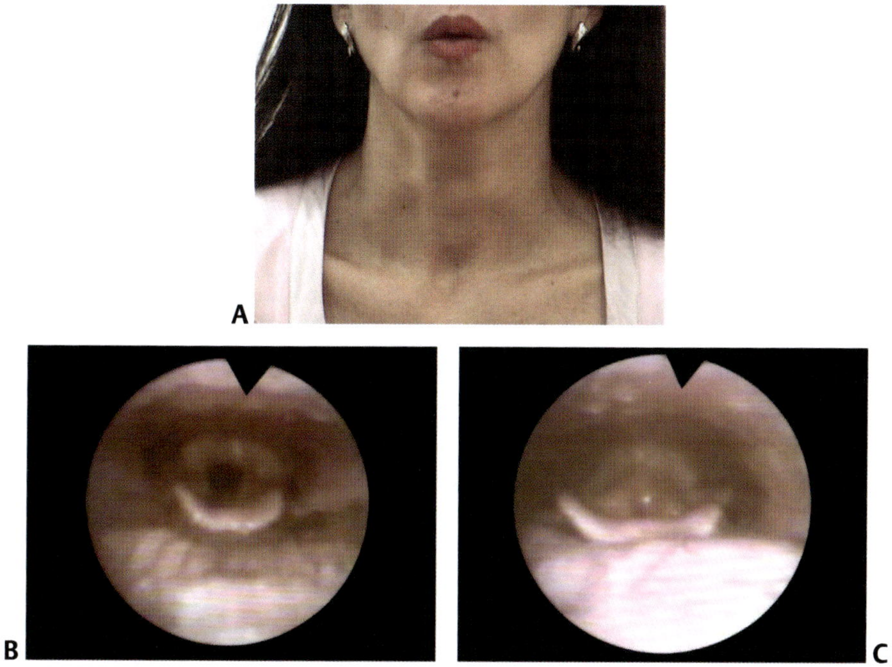

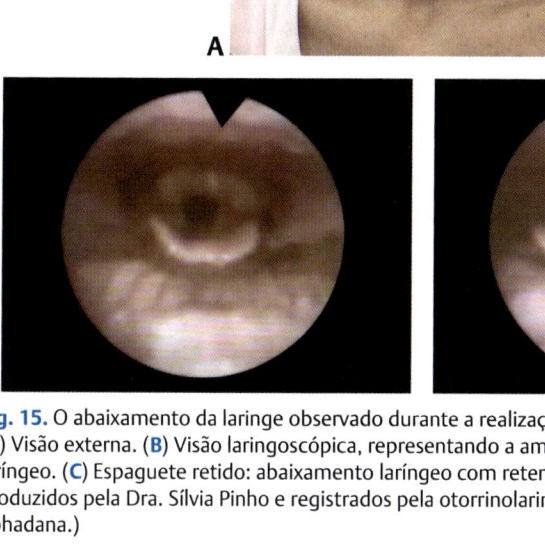

Fig. 15. O abaixamento da laringe observado durante a realização do exercício do espaguete. (**A**) Visão externa. (**B**) Visão laringoscópica, representando a ampliação faríngea e o abaixamento laríngeo. (**C**) Espaguete retido: abaixamento laríngeo com retenção da adução. (Exercícios produzidos pela Dra. Sílvia Pinho e registrados pela otorrinolaringologista Dra. Saramira Bohadana.)

ou do Lorde inglês). Essa emissão é similar à chamada *flow phonation* que não deve,[43] de forma alguma, ser confundida com fonação soprosa (Fig. 15A e B). Optamos por chamar esse tipo de emissão de *fonação econômica*.

As demais modalidades do exercício da sucção do ar são:

***Exercício de sucção isotônica do ar** (**espaguete isotônico**):* constituído de três séries curtas de 10 sucções vigorosas, com intervalo de 1 minuto entre as séries; e ***exercício de sucção isométrica do ar** (**espaguete isométrico**):* constituído de uma série de 10 sucções prolongadas, mantendo-se a laringe baixa desde o primeiro segundo, por aproximadamente 10 segundos cada sucção. Ambos os exercícios têm a finalidade de promover, respectivamente, o fortalecimento e a estabilidade do músculo esternotiróideo, o mais importante no abaixamento da laringe, além dos músculos levantadores do véu palatino e músculos do trato vocal envolvidos no processo de ampliação faríngea (realizar as manobras sempre aliadas à inalação de soro fisiológico).

A modalidade exercício de sucção do ar seguida de retenção glótica (espaguete retido):[42] teoricamente, auxilia no desenvolvimento da musculatura glótica adutora. Também possui duas formas: exercício isotônico de sucção do ar seguido de retenção glótica (espaguete retido isotônico), no qual se realiza a sucção do ar para promover o abaixamento laríngeo e a ampliação faríngea imediatamente seguida de retenção do ar na glote por meio de adução firme das pregas vocais. Realizam-se três séries de 10 retenções, com a duração de 3 segundos cada, seguidas de relaxamento glótico (atividade muscular de contração e relaxação dos adutores). No exercício isométrico de sucção do ar seguido de retenção glótica (espaguete retido isométrico), mantém-se a glote fechada por 10 segundos em cada retenção, seguida de relaxamento glótico, em uma série de 10 repetições (Fig. 15C).

Algumas pessoas têm dificuldades em abaixar a laringe por atividade do músculo esternotireóideo predominantemente, apenas com a sucção oral do ar. Nesses casos, sugerimos a realização do exercício *snif* (ato sugar o ar pelo nariz vigorosamente). Essa atividade mostra-se eficaz para estimular o abaixamento laríngeo e pode ser realizada da mesma forma que o exercício do espaguete nas séries: isotônica (três séries de 10 *snifs* curtos, com intervalos de 1 minuto entre cada série) e isométrica (uma série de 10 *snifs*, prolongando o tempo inspiratório para cada emissão). Apesar de eficaz para o abaixamento da laringe, não trabalha a elevação do véu palatino como ocorre no exercício do espaguete.

Tanto os músculos intrínsecos como os extrínsecos da laringe são utilizados nas atividades de deglutição, respiração e fonação,[39,44] sendo ambos fundamentais à proteção das vias aéreas, prevenindo a entrada de elementos estranhos ao trato respiratório.

Músculos Intrínsecos da Laringe

Os músculos intrínsecos da laringe controlam a frequência e a intensidade da voz, por promoverem tensão das pregas vocais, modificações da massa vibrante e variações na pressão aérea subglótica. A adução sustentada das pregas vocais, promovida pela atividade intrínseca da laringe, é necessária para se construir a pressão subglótica, imprescindível à produção da voz.[45]

Cada músculo intrínseco da laringe tem determinada direção de tração, controlando de forma balanceada a posição das cartilagens (Fig. 16) e produzindo uma variedade de movimentos e formas às pregas vocais. Outro aspecto a ser considerado é que alguns dos músculos intrínsecos da laringe

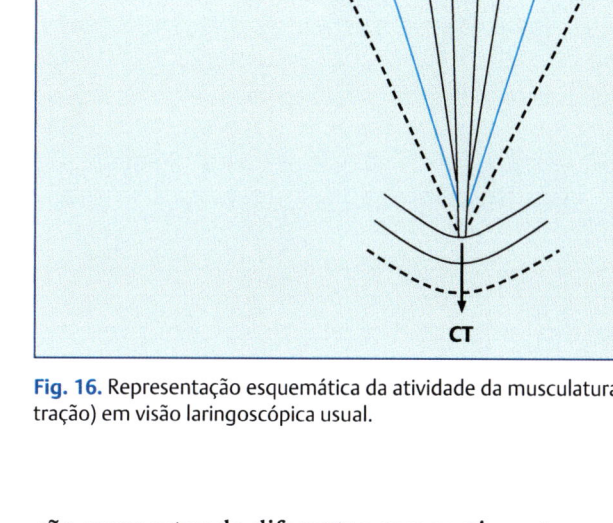

Fig. 16. Representação esquemática da atividade da musculatura intrínseca da laringe (forças de tração) em visão laringoscópica usual.

são compostos de diferentes compartimentos que funcionam independentemente. Abordaremos a seguir as forças de tração e os compartimentos de cada músculo intrínseco, com sua ação detalhada.

Os **músculos intrínsecos da laringe** atuam predominantemente no ajuste da fonte glótica (Figs. 11, 12 e 16). São eles:[1-5]

A) **Abdutores**:
- *CAP:* cricoaritenóideos posteriores (compartimentos horizontal e vertical), músculos pares.

B) **Adutores**:
- *AA:* aritenóideos (transverso – músculo ímpar; oblíquos – músculos pares).
- *CAL:* cricoaritenóideos laterais (músculos pares).
- *TA externo:* tireoaritenóideos externos (músculos pares, porção tireomuscular ou compartimento externo).

C) **Tensores**:
- *TA interno:* tireoaritenóideos internos (músculos pares, porção vocal ou compartimento interno).
- *CT:* cricotireóideos – parte reta e parte oblíqua (músculos pares).

Músculos Intrínsecos Abdutores
Músculos Cricoaritenóideos Posteriores (CAP) (Figs. 17 e 18)

Os **músculos CAP** são considerados primários da abdução e atuam durante a respiração, promovendo a abertura das pregas vocais. São músculos pares, originando-se na cartilagem cricóidea e inserindo-se em vários ângulos no processo muscular da cartilagem aritenóidea (Fig. 17).

Quando em atividade, causam, além da abdução, a elevação, o alongamento, o adelgaçamento na espessura das pregas vocais e o arredondamento de sua margem livre,[46] mantendo tensos o corpo das pregas vocais e a mucosa de revestimento.[44]

A contração dos CAP causa tração do processo muscular da cartilagem aritenóidea para trás e para baixo, promovendo ação contrária à ação dos CAL. Em decorrência do tipo de tração e da dinâmica da articulação cricoaritenóidea, ocorre a lateralização e elevação do processo vocal da cartilagem aritenóidea, abduzindo e elevando as pregas vocais.

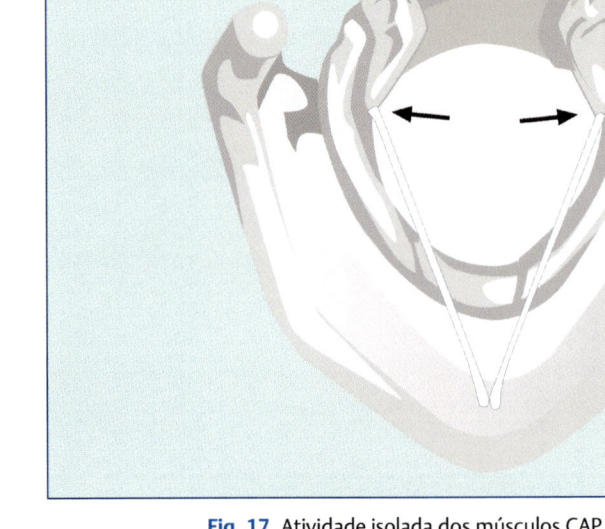

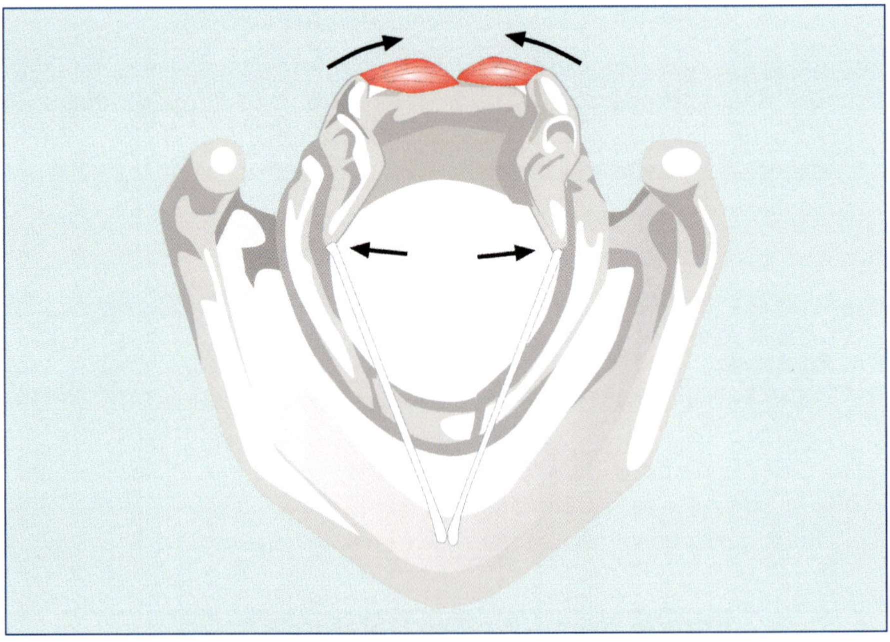

Fig. 17. Atividade isolada dos músculos CAP em visão superior.

Apesar de serem predominantemente abdutores, os músculos CAP também são ativados durante a fonação.[47] Esses músculos são divididos em três compartimentos no cão,[48] mas em apenas dois no ser humano.[49-52] Esses dois compartimentos são chamados de lateral oblíquo ou **vertical** (inserido na face superior do processo muscular da cartilagem aritenóidea) e medial horizontal ou **horizontal** (em forma de leque, ligando-se por meio de curto tendão à face posterior do processo muscular) (Fig. 18).

Diferentes compartimentos implicam em desiguais funções musculares. O compartimento vertical causa o balanço das cartilagens aritenóideas no eixo vertical, deslizando-as para trás e, lateralmente, aumentando o espaço glótico. O compartimento horizontal promove o deslizamento lateral das cartilagens aritenóideas, sendo primariamente utilizado para o ajuste refinado da posição das pregas vocais e sua estabilidade. Quando simultaneamente estimulados, rodam os processos vocais lateralmente e para trás.[53]

Há evidências da presença de grande quantidade de fusos musculares no compartimento horizontal dos CAP, dando suporte ao seu papel de estabilizador das pregas vocais,[48] em oposição à atividade dos músculos AA que também apresentam grande número dessas fibras em fuso.

Músculos posturais são ricamente providos de fibras em fuso, sendo sua principal função a de manter a extensão e a tensão dos músculos es-

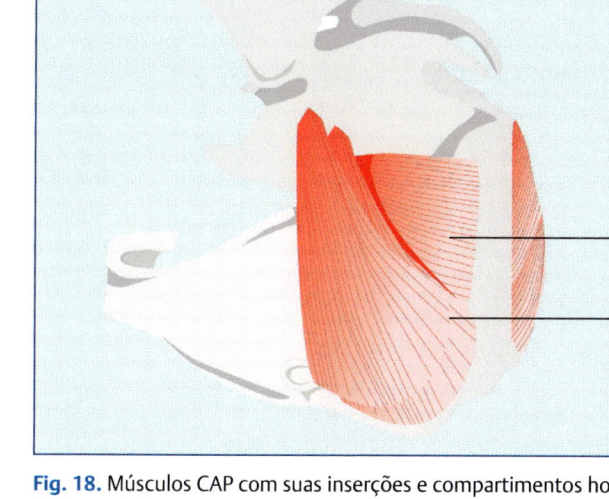

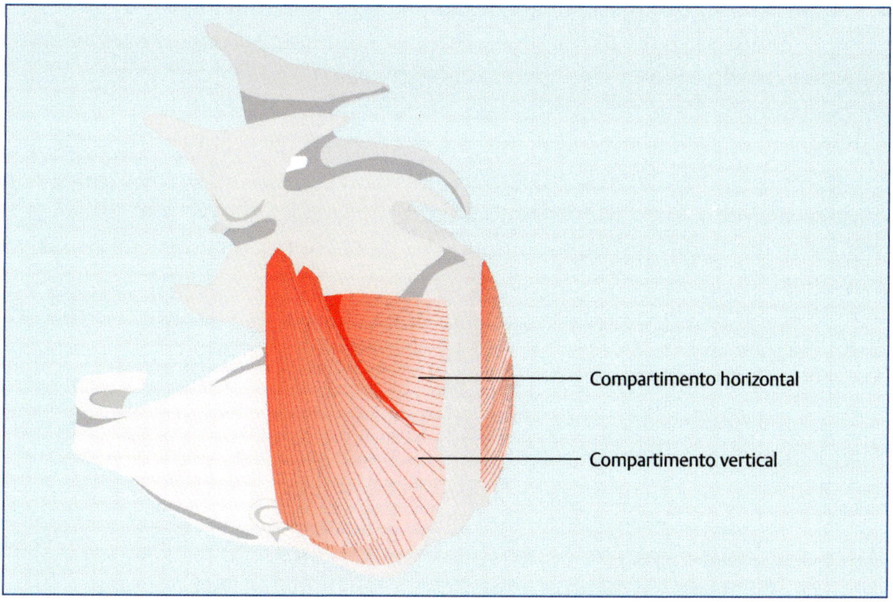

Fig. 18. Músculos CAP com suas inserções e compartimentos horizontal e vertical, visão lateroposterior.

triados.⁵⁴,⁵⁵ Os fusos musculares atuam como opositores à distensão muscular. Considera-se que a contração dos CAP durante a fonação estabilize as cartilagens aritenóideas, prevenindo-as de serem puxadas para frente por ação dos adutores.⁵⁶

Raciocinando dessa forma, **exercícios de emissão vocal sustentada e prolongada, mantendo-se constantes a intensidade, a tonalidade e a qualidade vocal** possivelmente contribuam no sentido de desenvolver a estabilidade das cartilagens aritenóideas, por atividade simultânea do compartimento horizontal dos CAP e dos adutores, favorecendo a estabilidade vocal, fundamental no canto (isometria muscular). Sugerimos o controle do tempo, cronometrando períodos cada vez maiores de emissão. Valores em torno de 20 a 25 segundos de emissão são ideais para profissionais da voz. Deve-se realizar o exercício com laringe em posição levemente rebaixada (utilizando-se da meia cobertura, situação que explicaremos adiante) com emissão suave, não soprosa, em fraca intensidade e frequência habitual ideal (fonação econômica). No caso de cantores, sugerimos realizar o exercício nota por nota da tessitura vocal, em projeção de canto, em fraca intensidade, evitando extremos tonais. Sons em "pianíssimo" (intensidade fraca, mas com projeção de canto) são mais difíceis de serem produzidos e exigem maior habilidade. Deve-se sempre pensar em **vocalizar como se estivesse inalando o ar** (pensar na inspiração e dispender o mínimo de ar possível durante a emissão), isto ajuda a manter o posicionamento laríngeo baixo, reduzindo o *tremolo* da voz, mantendo a estabilidade do vibrato. Além disto, deve-se cantar como se estivesse alongando o corpo e a cabeça eretos em direção ao teto, como na posição em eleve do balé (deve-se imaginar um fio puxando o ápice da cabeça para o teto mantendo a nuca e as costas retas e em continuidade) e imaginando a voz também **em elevé** e não com postura de corpo arqueada e como se estivesse puxando-o para baixo, em direção ao solo, em plie, o que seguramente levará a voz para uma ressonância baixa, ao que chamamos de **plie vocal**. Essas emissões em *elevé* e *plie* vocais são compatíveis, respectivamente, à emissão *equilibrada*, ideal, sem hiperfunção da musculatura do trato vocal ou retenção glótica; *retida*, inconveniente, gerando hiperfunção da musculatura do trato vocal e retenção glótica, mantendo a ressonância baixa. É possível que o alongamento da nuca possa, de alguma forma, ampliar espaços ressonantais, facilitando a emissão. É fundamental à emissão em pianíssimos, a manutenção da posição do corpo em elevé.

Além da postura corporal e vocal constantemente em elevé, recomenda-se o **impulso distal do corpo** durante a produção de fortíssimos e agudíssimos do canto, ou de uma emissão falada em forte intensidade no palco. Deve-se realizar um movimento de flexão leve dos joelhos seguida de uma extensão dos mesmos impulsionando o corpo para cima. Esta situação parece ampliar a adução glótica durante a fonação, permitindo estabilidade vocal e melhor rendimento. Os mundialmente consagrados cantores líricos *Joan Sutherland* e *Luciano Pavarotti* são excelentes exemplos da frequente utilização do *elevé* do corpo seguido de impulso distal que estamos mencionando.

A monitoração vocal, utilizando-se programas computadorizados de análise vocal, auxilia o cliente a controlar visualmente sua emissão, no entanto, nada substitui a percepção auditiva e propriocepção do cantor, que devem ser trabalhadas e desenvolvidas.

Questiona-se a possibilidade de presença de fusos musculares também no compartimento vertical dos músculos CAP.[54] Independentemente da presença ou não desses fusos musculares em ambos os compartimentos, sua inervação é dada de forma distinta em cada um e, portanto, controlada em separado pelo SNC.[49]

Não foram observadas fases de silêncio elétrico no comportamento desses músculos em nenhum momento. O estado de **maior relaxamento dos CAP** parece ser no ***final da expiração usual*** e um pouco antes do início da próxima inspiração, mesmo assim atividade elétrica básica foi sempre encontrada no músculo. Durante a ***deglutição***, os músculos CAP também têm papel quase passivo, permitindo que a cartilagem aritenóidea seja puxada em direção à base da língua enquanto se realiza a adução.[57]

Com base nesses estudos, poderíamos pensar na utilização de episódios mais frequentes de deglutição e início do fraseado da fala após leve expiração, como recurso terapêutico em casos de disfonia espasmódica de abdução, na qual se suspeita da hiperfunção espasmódica de músculos CAP.

Além da fonação, o compartimento horizontal dos CAP parece estar mais relacionado com a respiração (inspiração e expiração) de repouso e o vertical com a respiração rápida e profunda.[58] De maneira geral, os músculos CAP mostraram atividade aumentada na respiração forçada.[59,60]

Fazendo um paralelo com exercícios físicos, ***exercitar a inspiração rápida, profunda e, imediatamente após, expirar*** (***sem entrar no ar de reserva***) ***e deglutir a saliva*** seria uma forma de promover a atividade isotônica, intencionalmente controlada dos músculos CAP (os dois compartimentos), isto é, sua intensa contração seguida de seu máximo relaxamento, em tempo predeterminado pelo terapeuta. Com base nessa fisiologia, este poderia ser o recurso terapêutico útil para auxiliar o paciente com paralisia bilateral das pregas vocais (pregas vocais com imobilidade), estimulando os músculos abdutores. Dessa forma, estimularemos, além das fibras remanescentes do compartimento horizontal, também aquelas que compõem o compartimento vertical dos CAP. Ressaltamos que, mesmo diante de imobilidade completa das pregas vocais, frequentemente encontra-se atividade elétrica de contração parcial dos músculos intrínsecos da laringe à EMG. Por isso, o termo ideal não seria "paralisia laríngea", mas sim "paresia laríngea com imobilidade de pregas vocais", entretanto, resolvemos utilizar o termo paralisia laríngea para os casos de imobilidade de pregas vocais por denervação, que geralmente é parcial, por ser amplamente utilizado em nossa prática clínica.

Parece que na inspiração forçada (máxima) os CAP não são os únicos abdutores.[61] Os CT contribuem para a ampliação da abertura glótica (Fig. 19).[7] Além do CAP e do CT, foi verificado por meio do exame de EMG a participação do TA, CAL e AA, opondo-se à abdução extrema.[47] A atividade dos CT que ocorre na inspiração é observada durante o sono, também por meio do exame de EMG, de maneira muito similar ao que se observa com relação à atividade dos CAP.[62]

Exercícios de inspiração forçada máxima, alternada com a emissão de tons hiperagudos, em registro de falsete, teoricamente, ajudariam a fortalecer fibras abdutoras das pregas vocais remanescentes em pacientes com paralisias bilaterais (exercitando CAP e CT). Em ambas as situações a atividade dos TA é reduzida. Diferentemente do que ocorre no falsete, a produção de hiperagudos em registro modal denso deve ser evitada, pois estimularia também a atividade muscular adutora antagônica (explicaremos adiante a terminologia e a fisiologia dos registros).

Apesar de seu efeito abdutor, o CT também participa da fonação, auxiliando na adução quando há atividade predominante de adutores. Em nossa experiência, é frequente observarmos pacientes portadores de paralisias la-

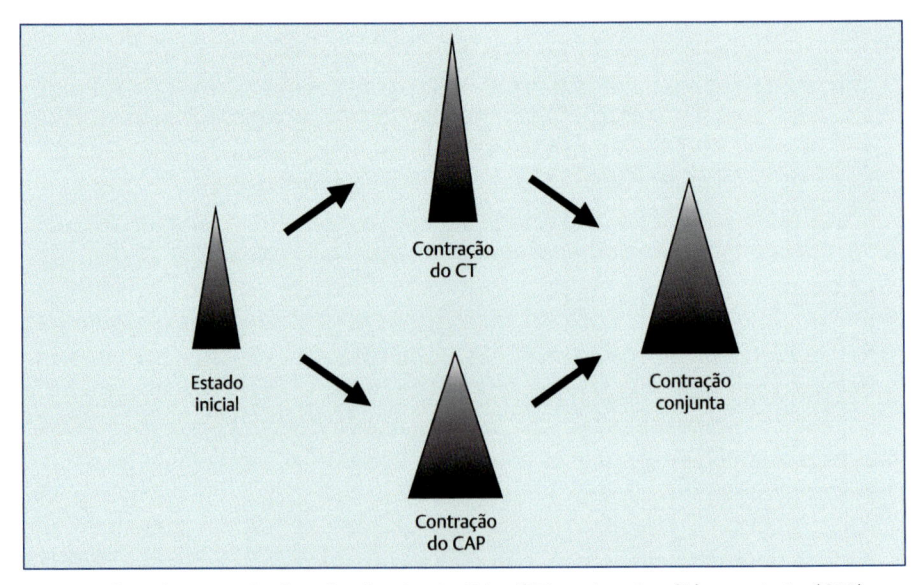

Fig. 19. Efeito da contração do músculo cricotireóideo (CT) e cricoaritenóideo posterior (CAP) na área glótica, durante os movimentos respiratórios. A contração do CT leva a um aumento do diâmetro anteroposterior da glote, enquanto a contração do CAP leva a um aumento no sentido médio-lateral. O efeito combinado da contração de ambos os músculos promove a maior área glótica.[7]

ríngeas unilaterais realizando compensações vocais, às quais denominamos falsete paralítico. O músculo CT controla o estiramento da margem livre das pregas vocais, conduzindo-as da posição respiratória abduzida à posição paramediana durante a fonação.[46]

Foi também observada discreta atividade concomitante dos demais músculos intrínsecos da laringe durante a inspiração usual, juntamente com a atividade dos músculos extrínsecos, particularmente do **esternotireóideo** (**ET**), bastante ativo na inspiração, cuja **contração tem grande participação no abaixamento da laringe durante a inspiração**.[40,63]

Dessa forma, em casos bilaterais de imobilidade laríngea por paresia com indicação fonoterápica, deve-se estimular o abaixamento da laringe (atividade do músculo esternotireóideo) concomitantemente à inspiração (exercícios do espaguete), favorecendo a ampliação glótica.

Teoricamente, uma maneira de promover o **alongamento prévio do músculo esternotireóideo** preparando-o para a contração e, consequente abaixamento laríngeo, seria inclinar a cabeça para trás com a boca aberta relaxada e puxar a mandíbula para cima, induzindo seu fechamento, ou, então, promover a elevação do dorso lingual com a boca aberta. Nessas duas situações, ocorre a elevação laríngea na ausência de emissão vocal.

Esse procedimento de alongamento do músculo ET pode ser realizado antes do exercício do "espaguete", situação em que este músculo será solicitado a contrair de forma vigorosa. No entanto, deve-se tomar cuidado com sua aplicação em pessoas portadoras de disfunção da articulação temporomandibular (ATM), pois pode gerar sobrecarga na região.

A ocorrência de discreta atividade dos demais intrínsecos durante a abdução provavelmente se deve à necessidade de incrementar a estabilidade da articulação cricoaritenóidea, que sofre a influência da força externa exercida pelos músculos extrínsecos da laringe, os quais causam seu abaixamento.[40,64] Dessa forma, os músculos intrínsecos da laringe podem ser considerados estabilizadores da articulação cricoaritenóidea, sem necessariamente movimentá-la. Estender progressivamente o tempo da inspiração pela utilização do exercício do espaguete progressivo, da maneira que mencionamos anteriormente, também auxiliaria a **estabilidade laríngea** por estabilizar o músculo ET, imprescindível aos profissionais da voz.

Os músculos CAP têm importante papel na articulação fonêmica. Estudos EMG demonstraram acréscimo da atividade dos músculos CAP nas consoantes plosivas, com recíproco decréscimo da atividade dos músculos AA e inibição dos músculos CAL e TA.[65] Indicam também que, além de sua participação ativa nos sons consonantais surdos, plosivos e fricativos, os músculos CAP se contraem na fonação soprosa.[66] Portanto, **vocalizes utilizando-se consoantes surdas seguidas de vogais** podem ser uma estratégia interessante para trabalhar músculos antagônicos, abdutores *versus* adutores.

É nítida a relação desse achado com os casos de disfonia espasmódica de abdução. Nessa manifestação vocal distônica, os espasmos abdutores da glote tendem a ocorrer predominantemente após plosivos surdos e, principalmente, fricativos surdos. Talvez o estímulo à atividade aumentada dos CAP nesses sons favoreça o espasmo abdutor, causando a soprosidade prévia à emissão vocálica que se segue.

Por outro lado, exercícios utilizando *fricativas surdas* prolongadas: "ch", "s", "f" e repetições de *plosivas surdas:* "ppp", "tttt", "kkk" são provavelmente benéficos para estimular a abdução glótica nos casos de paralisias laríngeas, beneficiando principalmente os casos bilaterais.

A *fonação soprosa* e o *snif* também favorecem a atividade abdutora.

Ao contrário disso, o ato de **soprar com o nariz concomitantemente com a emissão de um "hum" com contração abdominal** possivelmente auxilia no fortalecimento da função adutora, podendo ser realizado em escalas tonais.

Apesar de se encontrar atividade no compartimento horizontal dos músculos CAP durante a fonação, de maneira geral, há decréscimo de sua atividade na fonação sustentada com relação à respiração e, posteriormente, acréscimo desta poucos milissegundos antes do final da produção vocal audível.[60,61] Outros autores observaram aumento global da atividade dos músculos CAP na emissão sustentada, no entanto não referiram qual foi a frequência utilizada.[66]

Tudo indica que os músculos CAP realmente tenham papel importante no controle preciso da glote durante a fonação.[67] O aumento da atividade dos músculos CAP foi também encontrado durante a fonação em agudos extremos no registro de peito, concluindo-se que os músculos CAP têm papel tensor sobre as pregas vocais.[68,69] Observou-se que os músculos CAP, TA, CT são ativados em cantores sem treino, durante a produção de sons agudos no registro modal.[70] Estudos revelam que essa ativação dos músculos CAP durante a produção de agudos ocorre em oposição ao acréscimo da atividade adutora da glote e, também, visando estabilizar a cartilagem aritenóidea contra a tração anterior dos músculos CT. Ressaltam que, de maneira geral, todos os adutores puxam as pregas vocais na direção anterior. Essa composição de forças relatada pelos autores favoreceria maior eficácia na adução.[69]

Os mecanismos de hiperfunção vocal e de tosse também incrementam a atividade dos CAP.[60,61,71,72]

A *fenda triangular médio-posterior* é considerada, em parte, consequência da hipercinesia de todo o trato vocal, envolvendo tanto a musculatura intrínseca (incluindo os músculos CAP) quanto a extrínseca da laringe, responsável pelo desenvolvimento de grande parte dos quadros de nódulos vocais e frequentemente encontrada durante a atividade de canto hiperfuncional.[2,73]

Existem três formas de hipercinesia laríngea:

1. A manifestação laríngea por **hiperfunção global de base, síndrome da tensão musculoesquelética**, na qual todos os músculos intrínsecos, inclusive os CAP, mantêm estado de hiperfunção em situações fonatórias.[73] Nesta situação, a fonoterapia visa o reposicionamento laríngeo, a suavização da emissão e a mudança dos hábitos vocais inadequados. Geralmente, estes procedimentos são suficientes para se reestabelecer a saúde vocal.

2. A **hiperfunção laríngea decorrente do esforço muscular extrínseco compensatório, gerado pela presença do processo orgânico de base**, dificultando o fechamento glótico. Ao realizarmos exercícios visando reduzir a hiperfunção extrínseca compensatória, aumentamos a fenda glótica e observamos, inicialmente, piora da voz, que passa a ser mais fraca e soprosa. Isto ocorre porque a hiperfunção extrínseca que causava a compressão medial da lesão de borda livre e favorecia a adução glótica cessa. É comum os pacientes queixarem-se de aperto na garganta quando realizam exercícios vocais para o posicionamento baixo da laringe, mesmo em fraca intensidade. E isso é compreensível pois, desta forma, passam a se utilizar apenas da musculatura adutora intrínseca para suas atividades vocais. À medida que o comportamento vocal vai se modificando e os hábitos vocais saudáveis vão se estabelecendo, a lesão vai reduzindo e a qualidade vocal vai melhorando. Vale a pena salientar que, de maneira geral, a lesão apresenta-se recoberta por uma manta de tecido edematoso (como se fosse um lençol sobre uma bola de futebol) e quando esse edema diminui mostra a lesão de forma delineada e evidente, parecendo ter aumentado de tamanho (só quando retiramos o lençol de cima da bola de futebol podemos ver seu contorno). Um profissional otorrinolaringologista pouco experiente pode pensar que houve aumento da lesão, mas é um equívoco.

3. A **hipofunção laríngea intrínseca de base, compensada pela hiperfunção extrínseca**. Na experiência clínica da autora, este tem sido o achado mais frequente. A maioria dos pacientes portadores de fenda médio posterior, mesmo diante da ausência de lesões orgânicas, quando submetidos a tarefas de reposicionamento laríngeo (abaixamento) e ampliação a faríngea, apresentam piora transitória da qualidade vocal. Mostram características de hipofunção vocal, caracterizada por voz fraca e soprosa, com sensação de aperto na garganta durante as vocalizações após reposicionamento laríngeo, principalmente em fraca intensidade e em tons agudos. Ao contrário do que se pode pensar, este aperto parece ser um

aspecto positivo e, provavelmente, significa que estamos fortalecendo a musculatura adutora intrínseca hipofuncional, já que reduzimos a interferência da compressão extrínseca no mecanismo adutor. O interessante é que estes casos, ao contrário do que se pensava, parecem ser a maioria.

Em outras palavras, na primeira situação, de hiperfunção primária, o processo se faria em direção à laringe, enquanto na segunda e terceira situações, de hiperfunção secundária, o processo se faria a partir da laringe.

Em situações de hipercapnia (aumento da concentração de CO_2 no organismo), os músculos CAP também mostram atividade aumentada durante a inspiração e a expiração.[74,75]

A seguir, abordaremos os músculos intrínsecos adutores e tensores. São eles:

Músculos Intrínsecos Adutores

Os músculos adutores AA (aritenóideos), CAL (cricoaritenóideos laterais) e TA externos (tireoaritenóideos externos ou porção muscular do TA) fecham a glote e controlam as diferenças na intensidade vocal por variações no grau de adução glótica.

Músculos Intrínsecos Tensores

Os músculos tensores CT (cricotireóideos) e TA interno (tireoaritenóideos internos ou porção vocal) alongam e encurtam as pregas vocais e controlam as diferenças de frequência da voz.

Músculos Aritenóideos (AA) (Fig. 20)

Os músculos AA são responsáveis pela adução da parte posterior das pregas vocais, tendo papel importante não apenas na fonação como também no mecanismo esfincteriano da laringe.[76] São eles: músculo aritenóideo transverso e músculos aritenóideos oblíquos. Ambos atuam na adução glótica e, por essa razão, de maneira geral serão referidos como músculos aritenóideos (AA) (Fig. 21).

A adução completa das pregas vocais não pode ser alcançada apenas pela atividade dos AA, mas sim pela atividade sinérgica de vários músculos.[77]

Músculo aritenóideo transverso. Horizontal, inserido na margem lateral e posterior da cartilagem aritenóidea seguindo até o outro lado, aproximando suas bases. As fibras profundas continuam em torno das margens das cartilagens aritenóideas, mesclando-se às fibras do músculo TA. A contração dessa porção aproxima as cartilagens aritenóideas, fazendo com que elas se juntem ao longo do eixo longitudinal da cápsula articular em direção à linha média (Fig. 21).

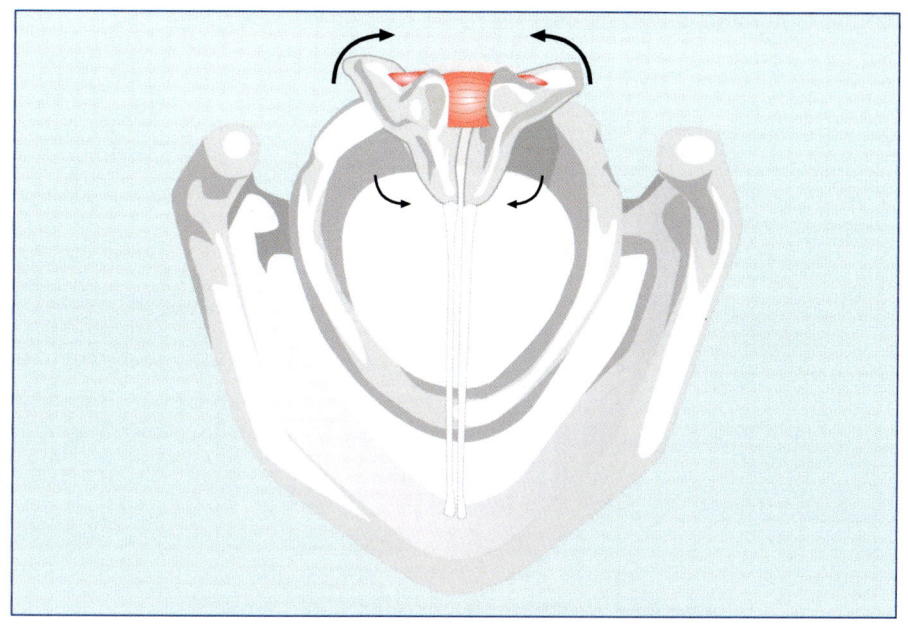

Fig. 20. Atividade isolada dos músculos AA em visão superior.

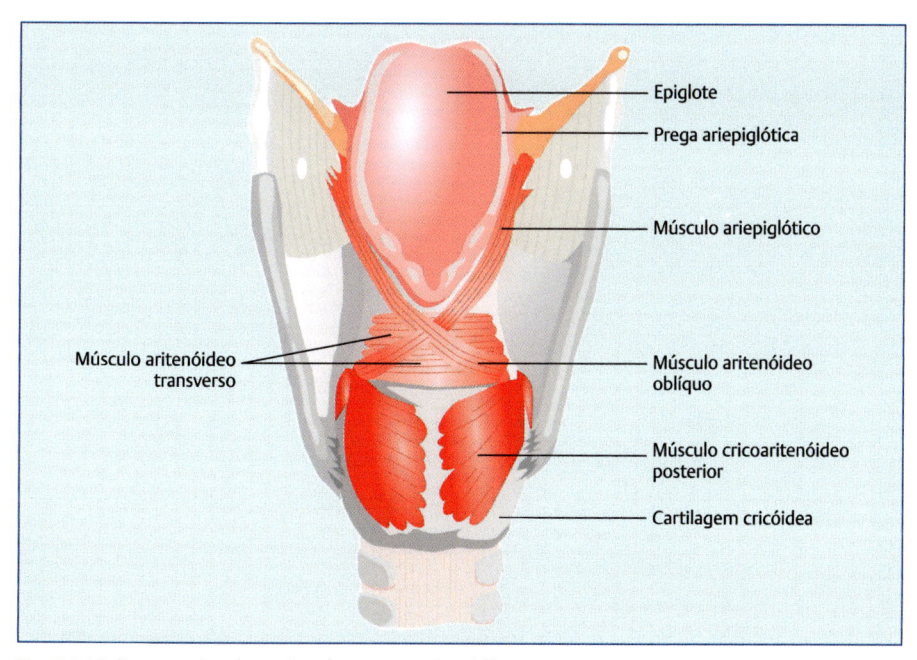

Fig. 21. Visão posterior dos músculos AA, porção oblíqua e transversa, músculos ariepiglóticos e músculos CAP.

Músculos AA oblíquos. Mais superficiais que o transverso, constituídos de dois músculos cruzados, inseridos na face posterolateral do processo muscular da base de uma cartilagem aritenóidea ao ápice da outra. As porções oblíquas aproximam as cartilagens aritenóideas, sendo reguladoras da compressão medial das pregas vocais. As fibras da porção oblíqua dos AA têm continuidade. Seguem em torno do ápice das cartilagens aritenóideas lateralmente, em direção anterior até a epiglote (Fig. 21),[39,78] prosseguem em continuidade às margens superiores das membranas quadrangulares, participando da formação das pregas ariepiglóticas (Figs. 13 e 22).

As **membranas quadrangulares** emergem do ângulo formado entre as laterais da epiglote e a cartilagem tireóidea e ligam-se às cartilagens corniculadas e às superfícies mediais das cartilagens aritenóideas. As membranas quadrangulares terminam, inferiormente, nos **ligamentos ventriculares** (margem das pregas vestibulares) (Figs. 13 e 22).

Segundo alguns autores, os **músculos ariepiglóticos** (AE) caracterizam-se por fibras esparsas que não se inserem de maneira consistente na margem lateral da epiglote.[79] Alguns estudos demonstram que o músculo AE nem sempre é encontrado e, quando o é, apresenta-se pequeno e fraco, sendo ainda motivo de controvérsias.[80]

As **porções oblíquas dos músculos AA** são responsáveis por aproximar, principalmente, os ápices das cartilagens aritenóideas e sua porção transversa às bases, promovendo a adução.[59,68]

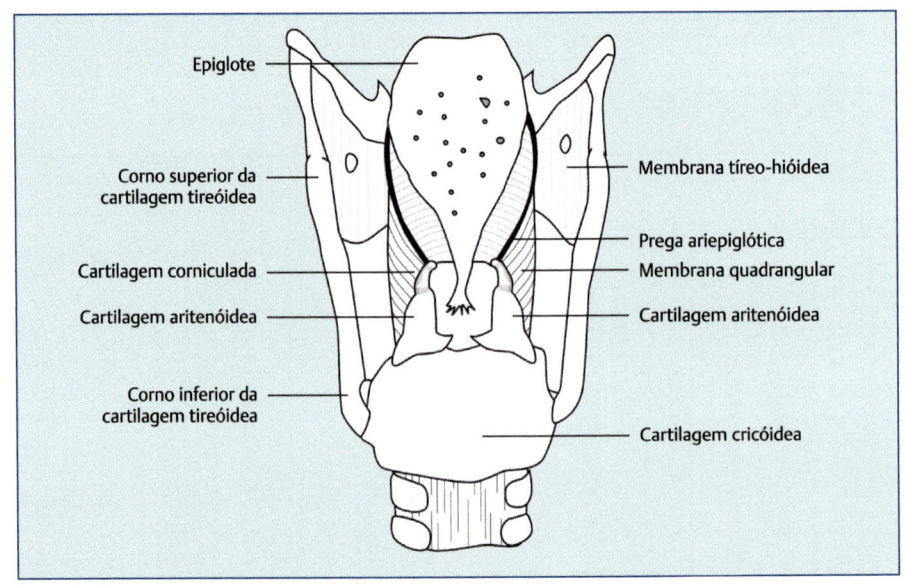

Fig. 22. Representação esquemática da inserção da membrana quadrangular, visão interna e externa, e pregas ariepiglóticas.

A ativação isolada dos AA resulta em adução dos processos vocais de ambas as cartilagens aritenóideas, mantendo, porém, ampla fenda glótica na extensão das pregas vocais. Promovendo-se a estimulação por via vagal, após cortar os ramos nervosos dos músculos AA de cães, observa-se que o fechamento glótico ocorre somente na porção anterior (porção membranosa), e os processos vocais permanecem separados com fenda glótica ampla posteriormente. Apesar do fechamento anterior da glote, a fonação não ocorre sem a atividade dos AA, imprescindível à eficácia do fechamento glótico, permitindo a obtenção da pressão subglótica necessária à fonação.[77]

Outros estudos sobre a atividade dos AA em cães também confirmaram que o som não pode ser eliciado sem a estimulação desse músculo, sugerindo que os AA afetam principalmente o controle da pressão subglótica durante a fonação.[81] Para que haja fonação é necessária a aproximação mínima das pregas vocais em 3 mm.[82]

A maior parte das fibras dos músculos AA oblíquos prolonga-se em direção às fibras verticais do **músculo palatofaríngeo**.[39] Grande parte das fibras musculares do palatofaríngeo se interpenetram lateralmente com as fibras do músculo **constritor superior da faringe**. O músculo palatofaríngeo é depressor do palato mole, abaixando-o durante a respiração nasal e a produção de sons nasais (Fig. 23).

É possível que a diferença na altura do palato mole observada entre a produção de sons fricativos surdos (fechamento velar em nível mais alto) e

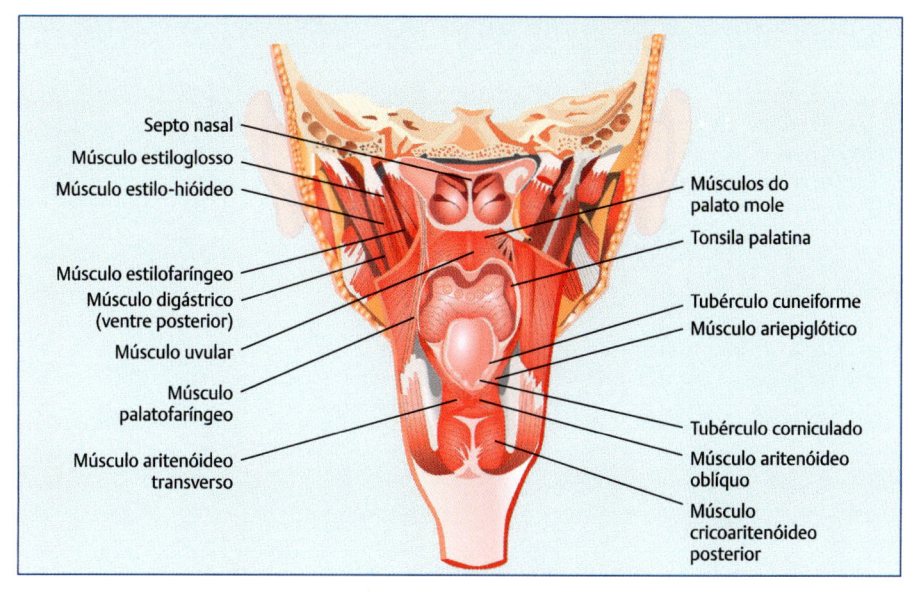

Fig. 23. Conexão entre os músculos aritenóideos oblíquos e o músculo palatofaríngeo.

sonoros (fechamento velar em nível mais baixo), em pessoas não treinadas no canto sofra alguma influência da relação entre os músculos AA oblíquos e palatofaríngeo, isto é, nos fricativos sonoros a contração acentuada dos AA para o fechamento glótico influenciaria a tração inferior do palato mole (observação pessoal do Dr. Paulo Pontes).

Segundo a experiência da primeira autora deste livro, a elevação do palato mole (elevação velar) durante a produção vocal costuma influenciar na cobertura da voz. **Cobertura** é a ampliação do espaço na região posterior do trato vocal. Basicamente, considera-se que a cobertura seja produzida por meio da *elevação velar*, do *abaixamento da laringe* e da *ampliação faríngea*. No entanto, observamos que também é possível realizar cobertura vocal diante de produções vocais nasalizadas, onde não há elevação velar e o pórtico velofaríngeo é mantido aberto. Nesse caso, a atividade da musculatura extrínseca abaixadora da laringe associada à atividade da musculatura de expansão da faringe atuará no processo de alargamento posterior do trato vocal. Existem vários tipos de cobertura, dependendo do grau de ampliação posterior do trato vocal. Como referência, denominaremos: **ausência de cobertura** (quando não há ampliação do espaço posterior) (Fig. 24A), **meia cobertura** (ampliação intermediária) (Fig. 24B) e **cobertura completa** (máxima ampliação) (Fig. 24C), sendo também possível produção de coberturas intermediárias. Quanto mais coberta for a emissão vocal produzida, ou

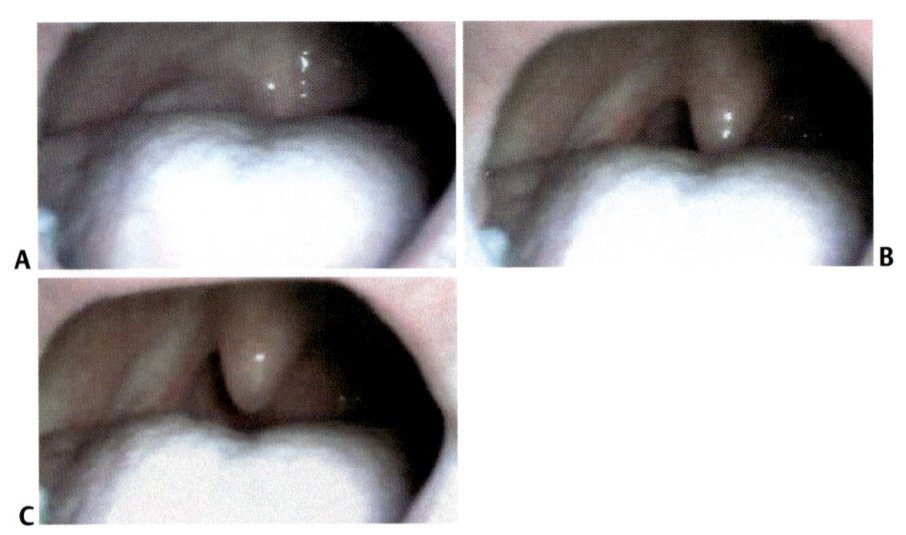

Fig. 24. Níveis de cobertura palatina. Foto realizada no INVOZ tomada de indivíduo do sexo feminino, durante a emissão da vogal /a/, em três níveis de cobertura, mantendo-se intensidade e frequência constantes: (**A**) sem cobertura; (**B**) meia cobertura; (**C**) cobertura completa.

seja, quanto maior for o espaço posterior no trato vocal tanto por ampliação faríngea quanto por elevação velar e abaixamento laríngeo, mais escuro irá soar o timbre da voz, independentemente da frequência vocal produzida.

Outro aspecto que parece interferir na qualidade vocal é o nível de constrição do trato vocal. Por meio da nasofibroscopia, observamos a formação de saliências na parede da faringe provavelmente em decorrência do aumento de tônus localizado em diferentes níveis de sua extensão, como se fossem bainhas, anéis ou cinturões de contração setorizados. Seguramente, também há interferência de outros músculos relacionados com a faringe nesse processo. Acreditamos que essa contração setorizada influencie fortemente no nível de projeção da voz (brilho em nível de rinofaringe, orofaringe e laringofaringe). Interessante notar que, quanto mais baixo se encontrar o nível de constrição da região faríngea, também mais baixa se situará a ressonância e o brilho da voz, o que ocorre, por exemplo, na voz gutural. Outro achado interessante é a elevação da parte posterior da cricoide durante a produção vocal gutural. Chamaremos esses ajustes do trato vocal de **cinturões**

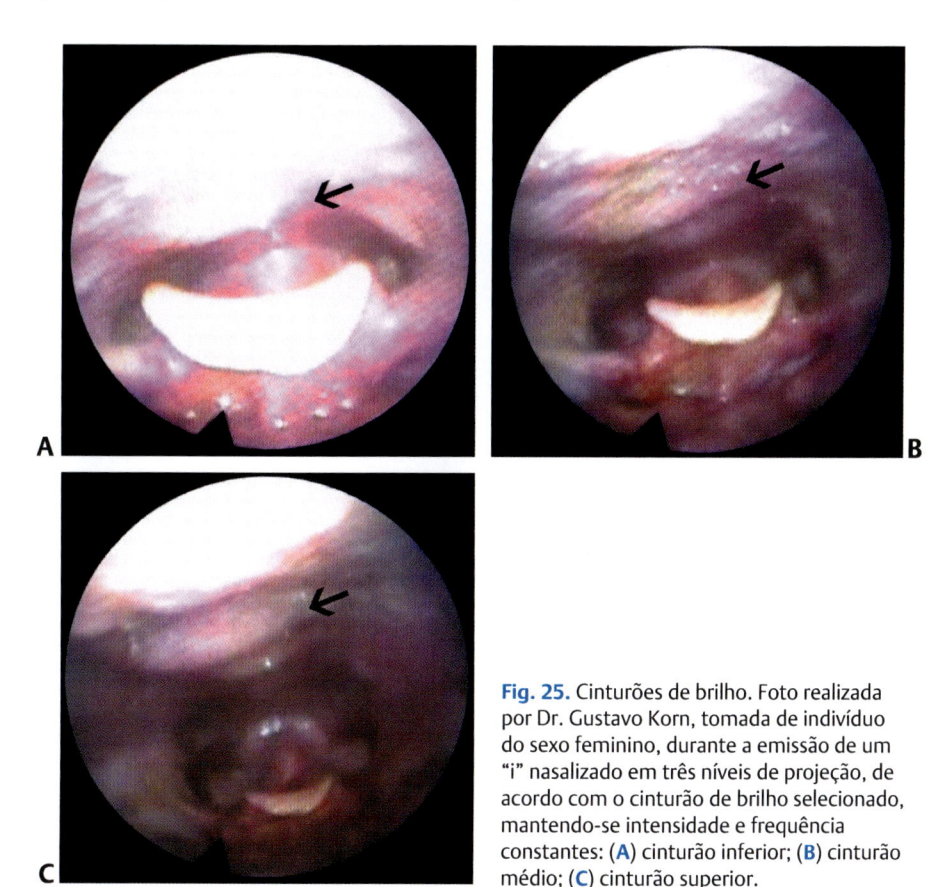

Fig. 25. Cinturões de brilho. Foto realizada por Dr. Gustavo Korn, tomada de indivíduo do sexo feminino, durante a emissão de um "i" nasalizado em três níveis de projeção, de acordo com o cinturão de brilho selecionado, mantendo-se intensidade e frequência constantes: (**A**) cinturão inferior; (**B**) cinturão médio; (**C**) cinturão superior.

de contração (***ou cinturões de brilho***). Seriam três os cinturões de brilho: ***superior*** (Fig. 25A), ***médio*** (Fig. 25B) e ***inferior*** (Fig. 25C). Logicamente, isto será objeto de investigações futuras.

Com finalidades didáticas, representamos as mudanças na relação elevação velar e posicionamento laríngeo (relativo às mudanças de cobertura neste segmento) nos diversos níveis de projeção vocal na sequência fotográfica (Figs. 26 e 27). Contaminamos a vogal /e/ com as formas das cavidades do trato vocal obtidas a partir da produção inicial dos diferentes tipos de *bocca chiusa* utilizados na prática do canto. As Figuras 26A e 27A representam a postura do trato vocal no nível gutural de emissão, com projeção vocal em nível anterior inferior de emissão: "voz de garganta". As Figuras 26B e 27B representam a postura do trato vocal no nível anterior médio de emissão, correspondendo à posição "m", com onda sonora girando em direção aos lábios. As Figuras 26C e 27C representam a postura do trato vocal no nível anterior superior, correspondendo à posição "n", com onda sonora girando em direção à face (maxilares). As Figuras 26D e 27D representam a postura do trato vocal no nível vertical de emissão, correspondendo à posição "ŋ", com onda sonora direcionada superiormente, em direção ao palato mole, posicionado alto. Como é possível observar nas imagens, há elevação pro-

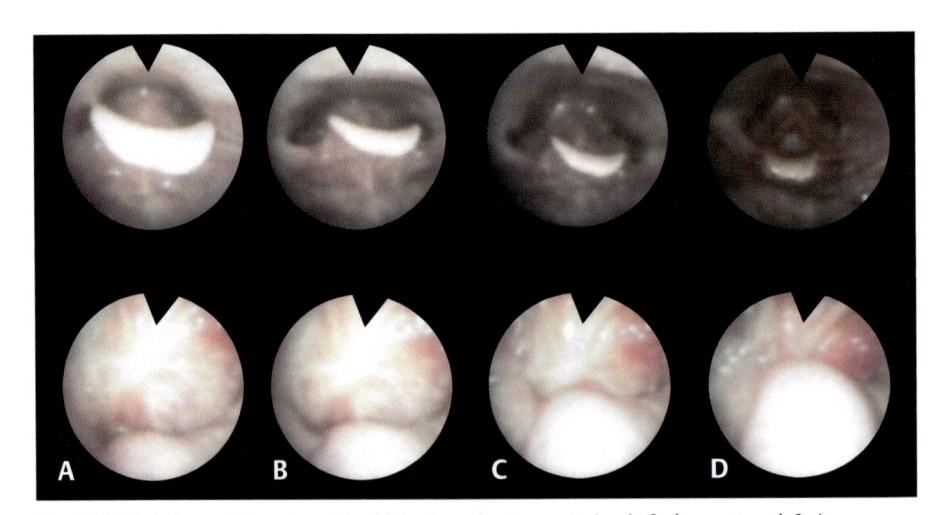

Fig. 26. Visão laringoscópica da região glótica (sequência superior) e do fechamento velofaríngeo (sequência inferior) durante a emissão da vogal /e/, mantendo-se estáveis a frequência, a intensidade e a posição do nasofibroscópio em cada uma das duas sequências no trato vocal **feminino**. (**A**) Nível gutural de emissão, projeção vocal anterior em nível inferior: voz de garganta. (**B**) Nível anterior médio de emissão, influenciado pela posição "m", projeção vocal anterior direcionada aos lábios.
(**C**) Nível anterior superior de emissão, influenciado pela posição "n", direcionada à face.
(**D**) Nível vertical de emissão, sem brilho, influenciado pela posição "ŋ", a onda sonora direciona-se superiormente ao palato mole posicionado alto. (Padrões de projeção vocal produzidos pela Dra. Sílvia Pinho e registrados pela médica otorrinolaringologista Dra. Saramira Bohadana.)

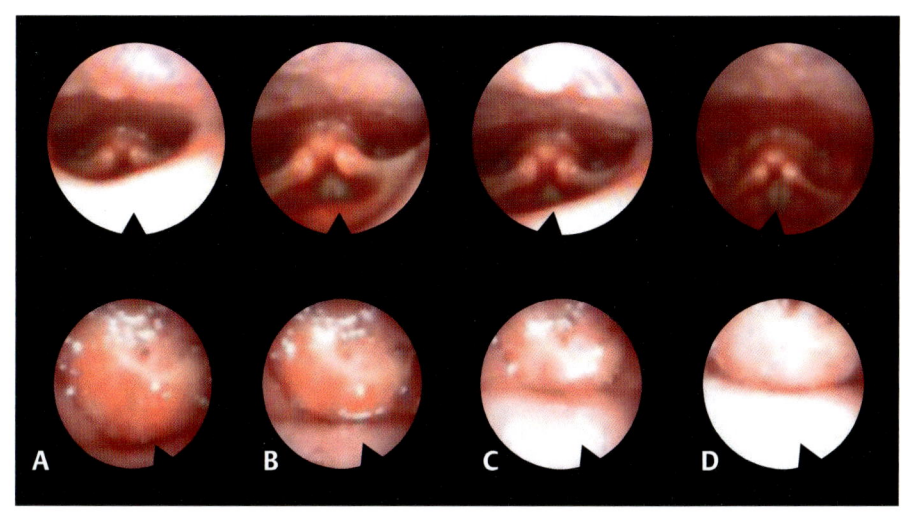

Fig. 27. Visão laringoscópica da região glótica (sequência superior) e do fechamento velofaríngeo (sequência inferior) durante a emissão da vogal /e/, mantendo-se estáveis a frequência, a intensidade e a posição do nasofibroscópio em cada uma das duas sequências no trato vocal **masculino**. (**A**) Nível gutural de emissão, projeção vocal anterior em nível inferior: voz de garganta. (**B**) Nível anterior médio de emissão, influenciado pela posição "m", projeção vocal anterior direcionada aos lábios. (**C**) Nível anterior superior de emissão, influenciado pela posição "n", direcionada à face. (**D**) Nível vertical de emissão, sem brilho, influenciado pela posição "ŋ", a onda sonora direciona-se superiormente ao palato mole posicionado alto. (Padrões de projeção vocal produzidos pelo otorrinolaringologista Dr. Gustavo Korn e registrados pelo próprio.)

gressiva do palato mole (Figs. 26A-D e 27A-D) e, por conseguinte, o abaixamento progressivo da laringe. A intensidade, a frequência e a posição do nasofibroscópio foram mantidas constantes nas quatro situações: na voz gutural, a laringe está bastante elevada e o palato mole, muito rebaixado; no nível anterior médio (posição "m"), a laringe desce discretamente, e o palato eleva-se um pouco; no nível anterior superior (posição "n"), a distância entre o palato e a laringe aumenta mais ainda, sendo extrema no nível vertical (na posição "ŋ").

Neste estudo, a autora sugere que cada uma das configurações do trato vocal observada em cada nível de projeção mencionado (gutural, m, n, ŋ) se compatibilizará com um nível específico de cobertura da vogal e com a seleção da contração de um ou mais cinturões de brilho ou sua ausência (no caso da voz sem brilho).

Existe também outra ressonância básica, nível vertical anterior de emissão vocal, que promove a sensação vibratória em toda a face: posição "M". A posição laríngea baixa e velar alta encontrada na vogal de projeção vertical sem brilho, influenciada pela ressonância da posição "ŋ", é similar àquela encontrada na posição "M". A diferença provavelmente se encontra no maior tônus das paredes do trato vocal, observado na posição "M", fornecendo o brilho à voz (cinturões médio e superior de brilho, predominantemente). Nesse padrão de projeção vocal, há percepção vibratória em toda a face, dando a sensação de voz "cheia", "encorpada".

A Figura 28 representa esquematicamente as sensações vibratórias na região da face (representada pela superfície anterior do retângulo, onde, à frente, observa-se a projeção do nariz), da cabeça (representada pelo retângulo todo) e do pescoço (região abaixo da base do retângulo).

Nível anterior médio de projeção "m". Produzir um *humming* prolongado, posicionando os órgãos fonoarticulatórios na postura vocal correspondente à emissão de um "m" prolongado, como se estivesse preparando para falar a palavra "milho" e direcionando a onda sonora para os lábios, produz uma sensação vibratória da superfície labial. Realizar a transição da emissão do "m" para a vogal /i/ auxilia a direcionar a fala ou o canto para esse nível de projeção. Nesses casos, não há cobertura vocal e o cinturão de brilho compatível à configuração do trato vocal obtido é o médio. Prosseguir mantendo a qualidade vocal no mesmo nível de projeção, emitindo

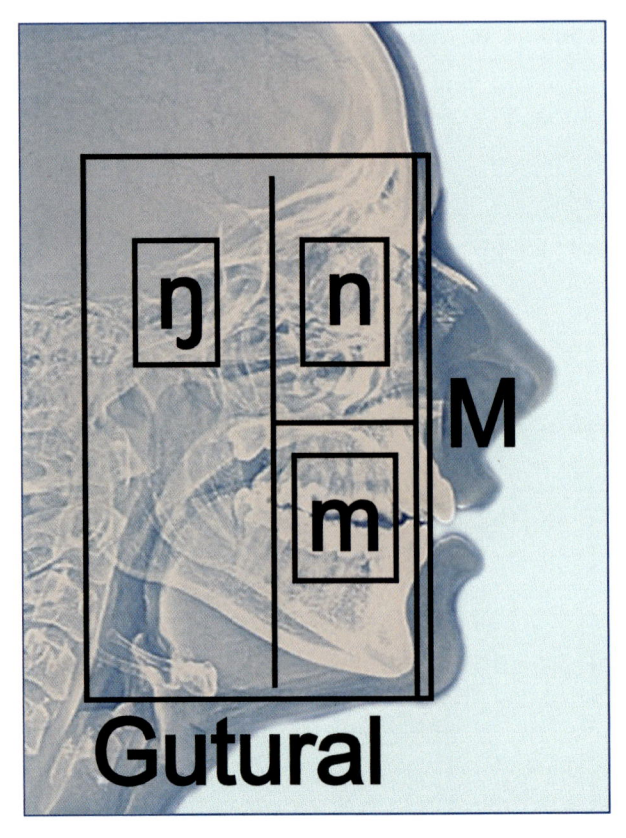

Fig. 28. Representação esquemática dos níveis de projeção vocal com relação à face, à cabeça e ao pescoço.

frases e vocalises do canto auxilia no treinamento da percepção e no domínio dessa emissão. É difícil manter esse ajuste muscular em notas agudas do registro modal denso (peito), o que gera sobrecarga vocal. Notas mais graves do canto popular ou erudito podem ser auxiliadas por esse padrão de emissão, fornecendo brilho à voz, mas essa situação costuma ser modificada em notas médias e agudas dos registros denso e médio (Fig. 29) por emissões mais cobertas.

Nível anterior superior de projeção "n". Produzir um *humming* prolongado, posicionando os órgãos fonoarticulatórios na postura vocal correspondente à emissão de um "n", prolongando-o como se fosse preparar para falar a palavra "nilo", produz uma sensação vibratória na ponta da língua. Realizar a transição da emissão do "n" prolongado para a vogal /i/ auxilia o cliente a direcionar a fala ou o canto neste nível de projeção, isto é, na metade superior da face. Deve-se produzir a emissão com meia cobertura vocal. Vale ressaltar que o desenho da Figura 30, representando a *bocca chiusa* "n", mostra o palato mole mais elevado em relação ao desenho da Figura 29 (*bocca chiusa* "m"). Essa postura velar mais alta consiste apenas em uma forma didática de de-

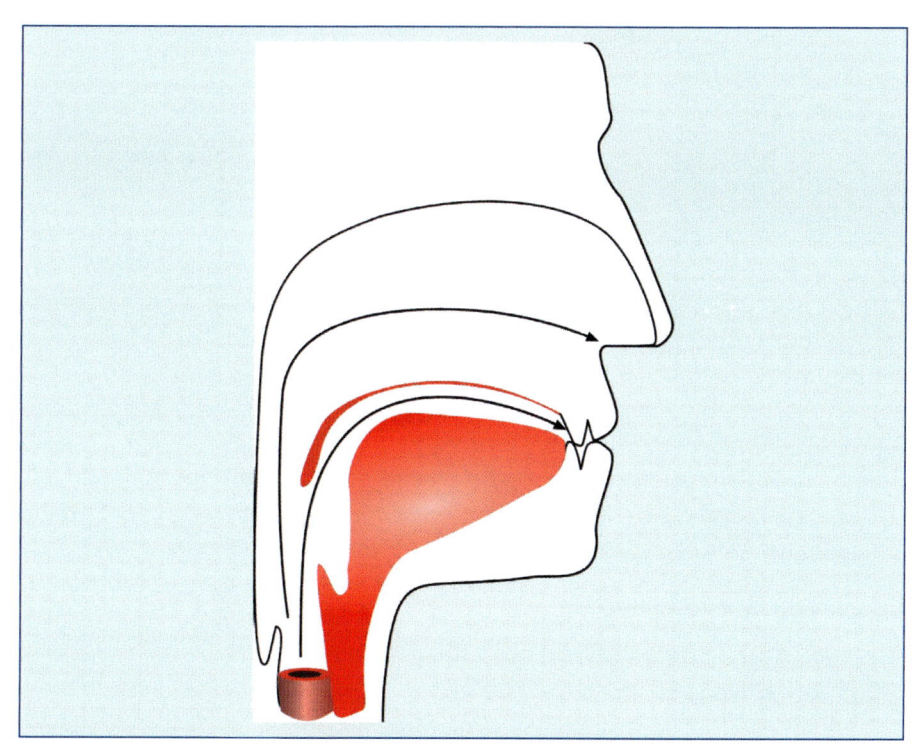

Fig. 29. Representação esquemática da forma do trato vocal durante a realização da emissão do "m" prolongado, projeção em nível anterior médio.

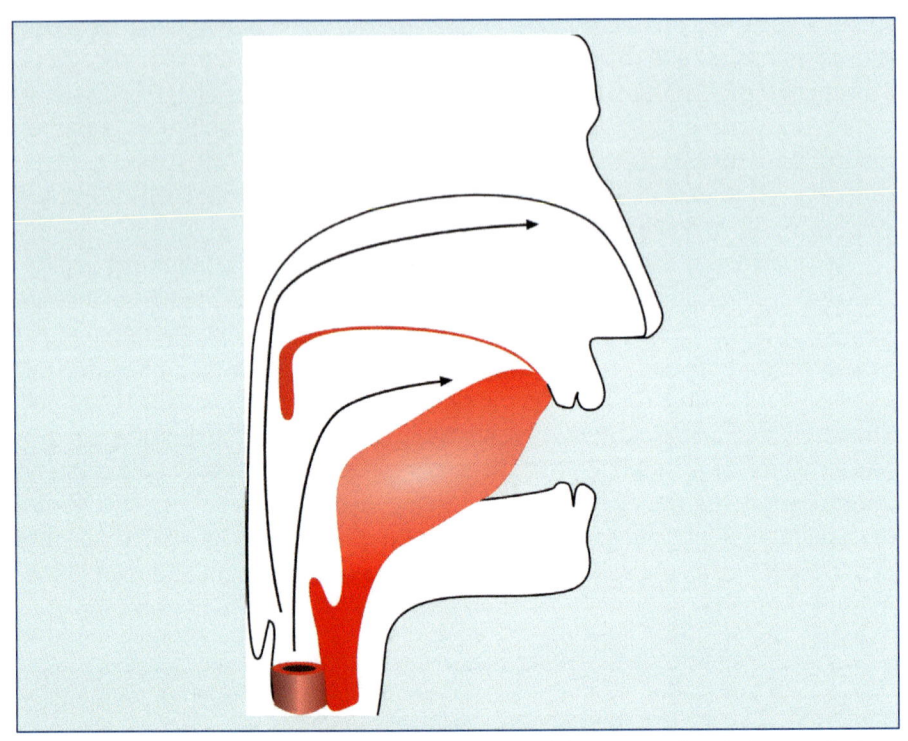

Fig. 30. Representação esquemática da forma do trato vocal durante a realização da emissão do "n" prolongado, projeção em nível anterior superior.

monstrar a maior cobertura que deve ocorrer na produção da primeira vogal que sucede a emissão da *bocca* chiusa do "n". Lembrando que a posição velar baixa ocorre igualmente em todos os sons nasais. Na verdade, o que realmente acontece durante a produção desta *bocca chiusa* é a ampliação faríngea e o maior abaixamento laríngeo, em relação à posição "m". A cobertura velar somente ocorrerá na vogal. Mas funciona "pensar" na elevação velar durante a produção em *bocca chiusa* "n". Prosseguir mantendo a qualidade vocal no mesmo nível de projeção, emitindo frases e vocalises do canto, auxilia no treinamento da percepção e no domínio da emissão. Essa postura ressonantal é frequentemente utilizada no canto erudito (com maior cobertura), em regiões médias da tessitura e no estilo *legit* (estilo geralmente utilizado por sopranos, em sua maioria em *Old Broadway Musicals*, onde não há uma mudança no eixo de ressonância. Um exemplo é o utilizado pela personagem Christine, no Musical Fantasma da Ópera, na música *"Wishing you are somehow here again"*). Sons hiperagudos do canto soam excessivamente metalizados nessa situação (com muita "ponta") (Fig. 30). O cinturão de brilho que mais se compatibiliza com esse nível de ressonância é o superior.

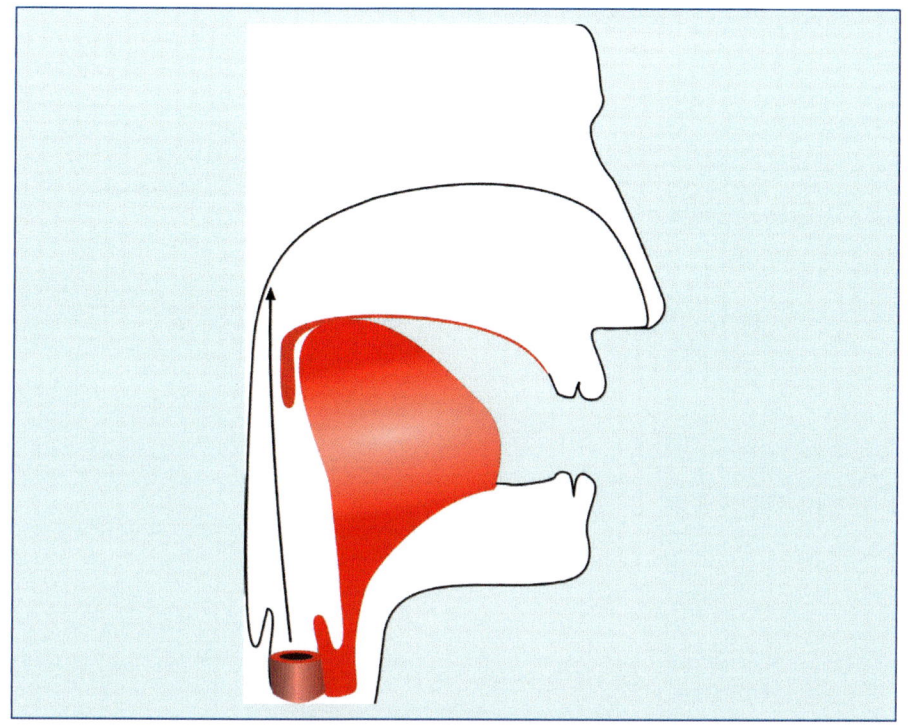

Fig. 31. Representação esquemática da forma do trato vocal durante a realização da emissão do "ŋ" prolongado, sem brilho, projeção em nível vertical.

***Nível vertical de projeção* "ŋ"**. A emissão vocal decorrente desta *bocca chiusa* corresponde àquela anteriormente descrita e denominada fonação econômica (sem contrações de cinturão de brilho). Produzir a emissão de um "ŋ" prolongado, aproximando o dorso da língua do véu palatino, como se fosse emitir um *humming* nasal direcionando a onda sonora verticalmente, manter a boca aberta, ampliar a cobertura abrindo a faringe sem produzir brilho (pensando, didaticamente, na elevação velar) e, em seguida, relaxando o dorso da língua para produzir a emissão de um /i/ auxilia na manutenção da ressonância vertical. É também possível obter o mesmo padrão de emissão solicitando-se ao cliente a emissão de um "Hô, Hô" do Papai Noel, iôiô ou /u/ (sem brilho) (Fig. 31).

Nível vertical anterior de projeção "M". É produzido quando conferimos brilho à voz vertical, direcionando o som para cima e para frente, mantendo a laringe baixa, cobertura ampliada e lábios ocluídos e arredondados. Dessa forma damos "corpo" à voz. Realizamos esse padrão de emissão vocal produzindo um *humming* com os lábios unidos e dentes separados, não permitindo que o dorso da língua toque o palato. A vibração sonora é distribuída

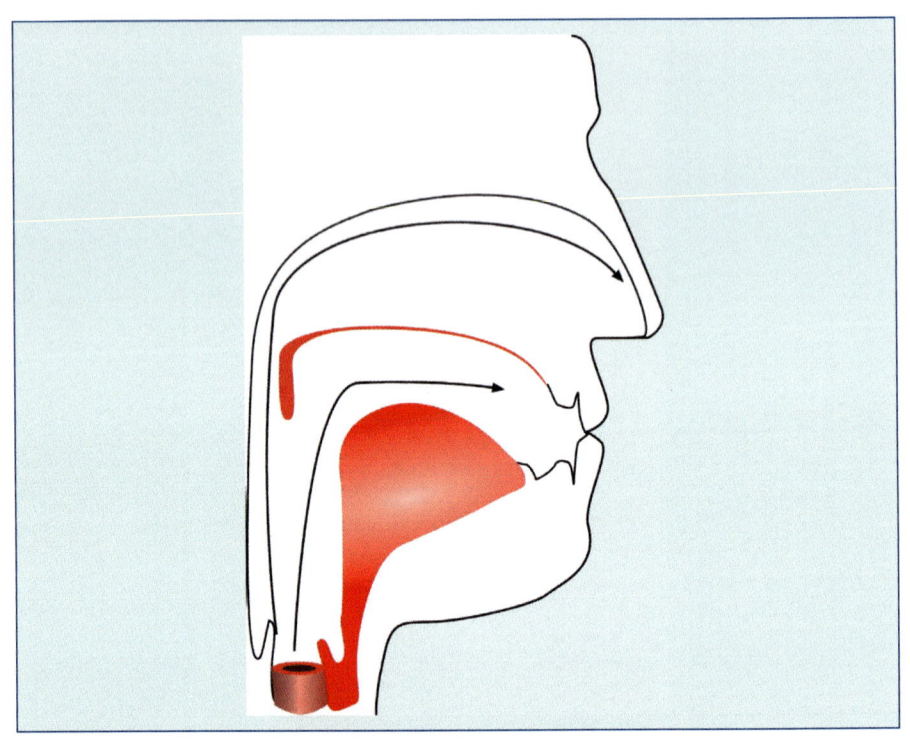

Fig. 32. Representação esquemática da forma do trato vocal durante a realização da emissão do "M" prolongado, projeção em nível vertical anterior, ampliado por toda a face.

por toda a face, produzindo a sensação vibratória ao redor dos lábios e do nariz. Por isso o nome de "M" grande, o som deste *humming* assemelha-se ao som do apito de um navio partindo do cais. Esse nível ressonantal se compatibiliza com a contração simultânea dos cinturões superior e médio de brilho (Fig. 32).

A ***voz gutural***, representada na Figura 28, abaixo do retângulo das ressonâncias, é considerada prejudicial às pregas vocais, pois exacerba o fechamento glótico por meio da compressão extrínseca. Nessa emissão, geralmente, o véu palatino encontra-se posicionado bem baixo e a laringe bem alta. Há também a contração predominante do cinturão inferior de brilho. Excepcionalmente, utiliza-se esse recurso vocal para a produção de uma ou outra nota extremamente grave da tessitura, com a finalidade de aumentar o fechamento glótico e conferir mais brilho à voz. Mas enfatizamos que isso deve ser realizado apenas esporadicamente, em uma ou outra nota.

Ressonâncias intermediárias podem ser produzidas por profissionais da voz treinados, ou seja, diversificadas configurações do trato vocal, aliadas a coberturas e cinturões de brilho distintos. Vozes caricatas, por exemplo, beneficiam-se de variados ajustes não apenas do filtro (trato vocal), como também da fonte glótica (vibração das pregas vocais) e do posicionamento dos articuladores. Dominar essa fisiologia permite ao ator criar a voz de seu personagem com versatilidade, e ao cantor criar seu estilo e ornamentos interpretativos que enriquecerão seu canto.

As quatro emissões da fotografia na Figura 26A-D foram produzidas durante a emissão da vogal /e/ em cada um dos níveis de projeção, mantendo-se a frequência, a intensidade e a posição do nasofibroscópio constantes. As mesmas emissões foram analisadas por eletroglotografia (EGG[1]), averiguando-se a função glótica, especificamente a medida do quociente de contato (CQ) entre as pregas vocais. CQ é a razão entre a duração da "fase de contato" e a duração total do ciclo. É dada em porcentagem (geralmente fica abaixo de 50%). Observamos os valores na seguinte ordem: m > n > M > ŋ (CQ%: 66, 28 > 62, 46 > 47, 94 > 44, 46). Esses achados foram compatíveis com a posição velar e laríngea observada durante a emissão vocálica correspondente, isto é, palato baixo/laringe alta (trato vocal reduzido), palato alto/laringe baixa (trato vocal ampliado); na ordem crescente de ampliação do trato vocal m > n > ŋ. A vogal proveniente da posição "M" não mostrou diferença significativa na postura do trato vocal com relação àquela proveniente da posição "ŋ". Dados de literatura afirmam que a elevação laríngea é compatível com o maior grau de adução glótica,[40] sendo esse dado também compatível com os nossos achados.

Para tentar compreender esta questão, ressaltamos o fato de que as fibras dos músculos adutores AA direcionam-se ao **músculo palatofaríngeo**, provavelmente influenciando a altura velar. Por sua vez, o músculo palatofaríngeo relaciona-se com o **músculo estilofaríngeo**. Este último emerge do processo estiloide do osso temporal, penetrando na faringe lateralmente entre os constritores superior e médio. Algumas de suas fibras se entrelaçam com os constritores superior e médio; outras se mesclam com as fibras do músculo palatofaríngeo; e outras poucas podem seguir para a margem posterior do corno superior da cartilagem tireóidea. A contração do músculo estilofaríngeo resulta na elevação e na dilatação da faringe durante a deglutição.[83] Esse músculo é inervado pelo IX par craniano (glossofaríngeo). Como já mencionado anteriormente, acreditamos que esse músculo influencie os níveis de cobertura vocal.

Observou-se que os músculos AA não têm efeito sobre as características vibratórias das pregas vocais como o têm os músculos CAL e os músculos TA. Apesar de seu principal papel ser aduzir a glote, tudo indica que os AA

---

[1] As análises eletroglotográficas foram realizadas e analisadas no Laboratório de Voz do Centro de Especialização em Fonoaudiologia Clínica (CEFAC), pela Dra. Zuleica Antonia Camargo, utilizando-se do software "delay0.bat" desenvolvido por Dr. Maurílio Nunes Vieira.

dão suporte para outros músculos no controle dos registros, da frequência fundamental (f_0) e da intensidade vocal.[84]

A atividade dos músculos AA é maior durante a fonação hipercinética (situação de laringe elevada) do que em fonação hipocinética.[85,86] Apesar de imprescindível à fonação, a força adutora dos músculos AA sobre as pregas vocais é inferior à dos músculos TA.[86]

Quando os músculos AA são ativados, ocorre um discreto encurtamento, espessamento e afrouxamento das pregas vocais.[44] Como já mencionamos os músculos CAP mostram reciprocidade com os músculos AA para os ajustes de adução/abdução.[87] Da mesma forma que ocorre nos músculos CAP, a distribuição de fusos musculares nos músculos AA tem densidade numérica mais alta do que nos demais intrínsecos da laringe.[54,88] A principal função dos músculos em fuso é manter a extensão e a tensão dos músculos estriados. Portanto, os músculos CAP e os músculos AA são, provavelmente, os reguladores da estabilidade das pregas vocais durante a respiração e a fonação. Ao que tudo indica ambos os músculos têm papel crucial na fonação.[54]

As pesquisas também sugerem que a expiração forçada esteja associada à atividade das fibras do feixe oblíquo dos músculos AA, com concomitante atividade do músculo constritor faríngeo superior.[89] A redução da abdução é observada durante a expiração tranquila e ocorre por diminuição da atividade dos músculos CAP,[90] havendo discreta ativação dos músculos AA e TA.[91,92]

Músculos Cricoaritenóideos Laterais (CAL) (Figs. 12 e 33)

Os músculos CAL têm forma retangular, originam-se da margem superior da cartilagem cricóidea e correm até o processo muscular das cartilagens aritenóideas. Algumas de suas fibras de superfície medial profunda podem inserir-se no cone elástico.

A contração dos músculos CAL causa a adução das pregas vocais, por deslizamento dos processos vocais em direção medial; por isso, têm importante papel na fonação e no reflexo de fechamento glótico.[93] Portanto, os músculos CAL aduzem a porção média da glote, principalmente a área dos processos vocais, aproximando a porção membranosa.

Estudos demonstraram que a estimulação concomitante dos músculos CAL e AA causam o aumento da pressão subglótica.[81] Além de aduzir deslizando os processos vocais, a atividade dos músculos CAL também influencia moderadamente o controle de registros, de f_0 e da intensidade vocal.[84]

Alguns autores suspeitaram da possibilidade de que os músculos CAL tivessem discreta função abdutora, puxando os processos musculares das cartilagens aritenóideas lateralmente. Nesse caso, os músculos CAL funcionariam como sinergistas dos CAP na abdução,[94] no entanto apenas um compartimento neuromuscular nos CAL foi encontrado,[39] o que não estaria de acordo com a diversificação de ações do músculo.

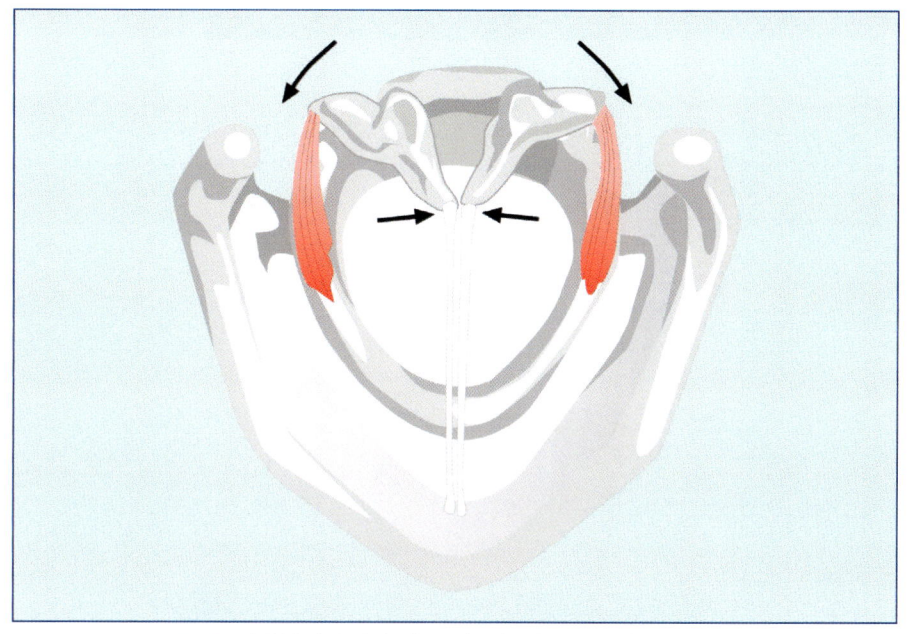

Fig. 33. Atividade isolada dos músculos CAL em visão superior.

Músculos Tireoaritenóideos (TA) (Figs. 12 e 34)

A principal função dos músculos TA é regular a tensão longitudinal da superfície mucosa das pregas vocais, quando não sofre a oposição dos demais intrínsecos. Estes influenciam o fechamento glótico, puxando o processo muscular para frente, soltando a mucosa. Ao sofrer a oposição dos demais intrínsecos, a contração dos músculos TA causa o aumento de tensão das pregas vocais, modificando as características da onda mucosa.[39]

Na região lateral do processo muscular, não é possível verificar demarcação nítida entre os músculos TA e CAL.[95] O trajeto das fibras musculares do músculo TA, imediatamente adjacente ao ligamento vocal, é paralelo a este, mas sem se inserir nele. Parece que algumas fibras se inserem no cone elástico.

O TA é um complexo músculo tridimensional, com muitos aspectos ainda obscuros. É de consenso que o TA deva ser considerado um músculo único,[96] constituído de três compartimentos (Fig. 34), não sendo preciso, necessariamente, dividi-lo em feixes para justificar suas diversas funções.[95]

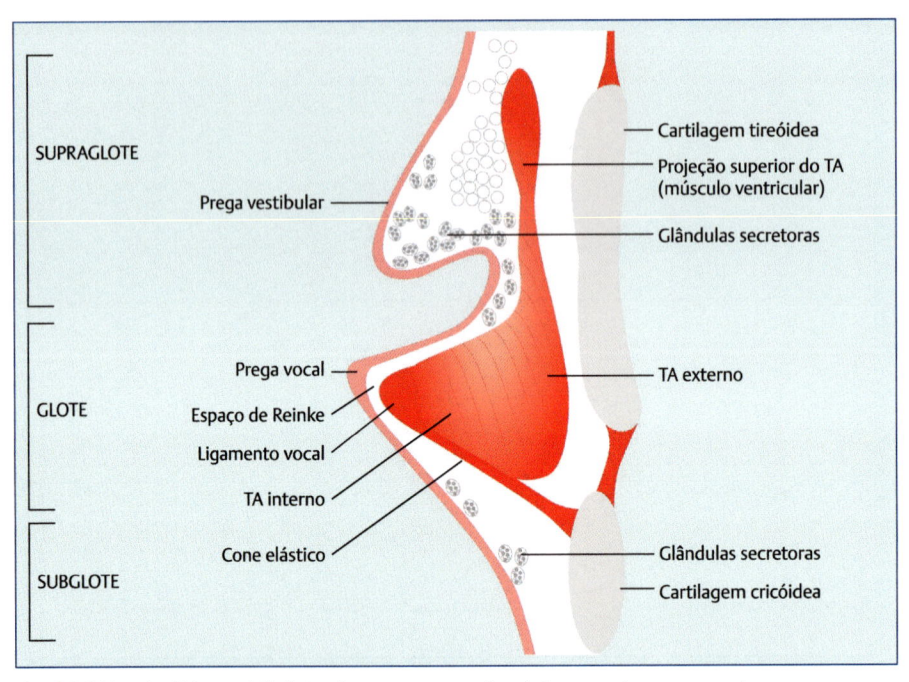

Fig. 34. Músculos TA em visão lateral, com suas porções: interna, externa e superior; pregas vestibular e glândulas.

A distinção anatômica ou biomecânica básica dos músculos TA sugere que:

- *A adução seja dada pela parte lateral do músculo TA:* compartimento externo do músculo TA ou, simplesmente, **TA externo** atua principalmente no controle da intensidade, aproximando a glote membranosa e aumentando a resistência glótica.

- *A emissão vocal é controlada pela parte medial do músculo TA:* compartimento interno do TA ou, simplesmente, **TA interno**. Atua encurtando as pregas vocais e moderando a contração do músculo CT no controle da frequência.[97]

- **A projeção superior do músculo TA** *(compartimento superior do TA):* corresponde ao **músculo ventricular**, responsável pelo mecanismo intrínseco de medialização das pregas vestibulares.

O músculo TA interno (parte medial, porção vocal ou compartimento interno) é também chamado de porção tireovocal ou músculo vocal. O músculo TA externo (parte lateral, porção muscular ou compartimento externo) é também denominado porção tireomuscular ou simplesmente músculo tireoaritenóideo.[98] O primeiro origina-se no processo vocal e o segundo no processo muscular (Fig. 12). Apesar de origens diferentes, essas duas porções musculares são de difícil distinção anatômica já que não há uma barreira de fáscia para separá-las.

De maneira geral, a atividade dos músculos TA pode alterar a biomecânica das pregas vocais de três formas:

- Encurtar as pregas vocais.
- Mudar sua forma.
- Mudar sua tensão longitudinal em diferentes áreas do músculo.

Muitas dessas possibilidades requerem que o TA funcione não como um músculo homogêneo, mas como capacitado a solicitar suas partes separadamente para diferentes tarefas. O critério usado para delinear os distintos compartimentos do músculo TA humano é principalmente a concentração de fibras rápidas e lentas. O TA externo é constituído principalmente de fibras rápidas (fortes, de contração rápida, mas fatigáveis), e o TA interno possui uma quantidade maior de fibras lentas (mais fracas, de contração lenta, mas altamente resistentes),[49] contudo ainda predominam em seu interior as fibras brancas.

O TA externo não se subdivide, porém há evidências de que dentro do TA interno haja duas seções distintas de organização, dois subcompartimentos (Fig. 35).[97]

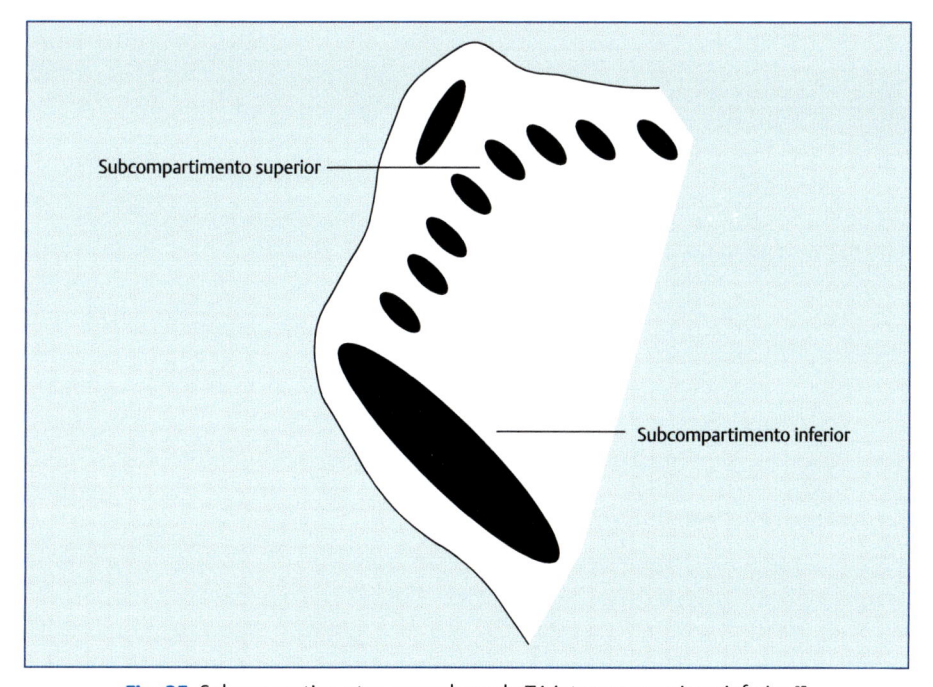

Fig. 35. Subcompartimentos musculares do TA interno: superior e inferior.[97]

1. **O subcompartimento superior, do TA interno:** é composto de numerosos e pequenos fascículos musculares, cujas fibras apresentam-se de diferentes tamanhos e são agrupadas de maneira solta.
2. **O subcompartimento inferior, do TA interno:** é constituído de grande fascículo muscular, possuindo no seu interior fibras musculares de tamanho similar e densamente agrupadas. Essa descrição equivale ao padrão universal da prega vocal humana e implica em distintas funções para os dois subcompartimentos.

O subcompartimento inferior tem padrão muscular semelhante a outros músculos do corpo, enquanto que o subcompartimento superior tem um padrão único, e parece ser de alto controle sensorial.

Considerando-se que a superfície medial da margem livre das pregas vocais corresponda à zona vibrante, observou-se que o subcompartimento superior ocupa 40% da mesma e o inferior 60%.[97]

O subcompartimento inferior aumenta proporcionalmente de tamanho, quando a intensidade vocal aumenta e a frequência se mantém constante.[99,100] Talvez esse subcompartimento também tenha um papel crucial no controle de registros. A análise, por meio de câmera ultrarrápida, da vibração das pregas vocais em humanos em registro modal evidenciou a pequena defasagem entre os lábios (bordas, margens ou vertentes) inferiores, que fecham primeiro, e os superiores, que rapidamente seguem o anterior. Um limite claramente demarcado por borda pontiaguda e rígida no lábio inferior, começando no estágio de fechamento, foi identificado.[101] Em avaliação dinâmica de vibração glótica em laringes caninas, observou-se que essa área demarcada no lábio inferior corresponde ao local em que o músculo está mais próximo à superfície.[102]

O subcompartimento inferior tem coloração esbranquiçada, e, como já mencionamos, modifica sua espessura, dependendo da intensidade. Sugere-se, então, que a ondulação da superfície da mucosa das pregas vocais sofra a influência da mudança progressiva na forma de todo o lábio superior da prega vocal. Isto, naturalmente, incluiria o subcompartimento superior que seria diretamente responsável pelo controle da forma e tensão de todo o lábio superior da prega vocal.[99] Essa hipótese suporta o conceito de independência entre os dois subcompartimentos. Um fato que reforça essa possibilidade é que durante a emissão de registro de falsete, as pregas vocais estiram-se com a vibração concentrada quase inteiramente na cobertura,[100] mas, à medida que o falsete torna-se mais agudo *(loft register)*, os aspectos posteriores das pregas vocais aproximam-se de maneira intensificada. Com o aumento da frequência, essa aproximação posterior move-se progressivamente em direção anterior, limitando a vibração, até que somente uma pequena parte anterior da prega vocal fique liberada para vibrar. Então, como somente o subcompartimento superior do TA estaria próximo à margem da prega vocal durante o falsete, é de se supor que a limitação progressiva na extensão da zona vibrante observada seja decorrente do aliciamento progressivo de pequenas partes do subcompartimento superior do TA.[103]

A redução progressiva da zona vibrante é encontrada no registro de *flauta* e a ausência de vibração no registro de *assobio*. A literatura não é clara na distinção entre ambos e, muitas vezes, os trata como sinônimos. Contudo, consideramos que o **registro de flauta** seja realizado com a emissão vocal em tons ao redor de Sol 5 e Lá 5 e vibração glótica concentrada na região anterior das pregas vocais, produzida com qualidade e ressonância. Um exemplo disso é apresentado na magnífica interpretação da cantora soprano *Natalie Dessay* no papel da boneca em: "Os Contos de Hoffmann de Jacques Offenbach", quando atinge o Lá 5 (aproximadamente 1.760 Hz) da escala musical.

À medida que o indivíduo ascende na escala, alcançando notas ao redor de Dó 6 para cima (aproximadamente 2.093 Hz), passa a utilizar mecanismo distinto de fechamento glótico, persistindo apenas um orifício glótico de tamanho variável, por onde o ar atravessa e cuja mucosa de margem não vibra. O som passa a ser modulado por pequenas variações na dimensão do orifício e pela variação do fluxo de ar. A essa situação denominamos **registro de assobio**. Essa emissão vocal parece ser a mesma utilizada pela cantora popular americana *Mariah Carey*, durante a produção de seus hiperagudos, que realmente nos dão a impressão de um assobio modulado. A cantora brasileira Georgia Brown atinge a frequência de 6.272 Hz (Sol 7/G8), sendo considerado este o recorde mundial em produção vocal aguda. Seria impossível realizar esse número de vibrações por segundo, por meio da vibração mucosa das pregas vocais.

No recém-nascido, o subcompartimento superior do TA é mais frouxo, com raras fibras musculares fasciculadas.[104]

A literatura é ambígua acerca da força adutora dos músculos laríngeos, individualmente. Mas, o mais efetivo adutor glótico parece mesmo ser o músculo TA.[105] No entanto, sugere-se que o músculo CAL seja o adutor primário.[106]

A atividade conjunta dos músculos TA e dos músculos CAL provê a mais eficiente adução glótica, mas, como já mencionamos, os músculos AA são imprescindíveis para a fonação. Os TA são os músculos que mais interferem na intensidade vocal.[81] Além disso, controlam a frequência e o registro, além de afetarem o quociente de abertura glótica.[84,107]

O **vocal fry** é também chamado de **registro basal**, registro pulsátil ou *strohbass*. Utiliza-se esse último termo para referir-se ao canto, tipicamente realizado no leste europeu e no coro musical russo.[43]

O **vocal fry** corresponde à região mais grave da extensão vocal, abrangendo faixa de frequências de 30 a 75 Hz. É produzido com pouco fluxo de ar e amplitude mucosa reduzida.[108] A atividade do músculo TA é predominante, principalmente seu compartimento externo, correspondendo ao que chamamos de *fry relaxado* (produzido com laringe baixa) e, outras vezes, do TA juntamente com o CAL,[109] correspondendo ao que chamamos *fry tenso* (produzido com laringe alta).[3,4]

Durante a produção vocal em registro de *fry*, observa-se a obliteração funcional dos ventrículos da laringe, a medialização das pregas vestibulares e o aumento da atividade velofaríngea. No *fry* tenso, esses aspectos são mais acentuados e evidentes, além da acentuada elevação laríngea. Durante a emissão do *fry* tenso, pode-se acrescentar à vibração glótica a vibração das pregas ventriculares, produzindo-se a voz de **kargyraa**, amplamente utilizada por povos da Sibéria e Mongólia.

É possível que a produção em *vocal fry* ocasione aumento da secreção por compressão glandular, uma espécie de ordenha glandular,[5] à similaridade do que ocorre na produção de sons extremamente graves.[110]

Alguns autores consideram a realização repetida do *vocal fry* benéfica para a eliminação de nódulos vocais, em razão da vibração de mucosa que promovem.[111] No entanto, não aconselhamos seu uso para essa finalidade, em decorrência da grande limitação da excursão da mucosa observada à laringostroboscopia nesse padrão de emissão vocal,[107] diferentemente do observado durante a prática de exercícios de vibração de língua, dos lábios e dos fricativos sonoros (Fig. 36).[4] Exercitar regularmente o *vocal fry* tende a levar a frequência de fala habitual para regiões muito graves, o que pode

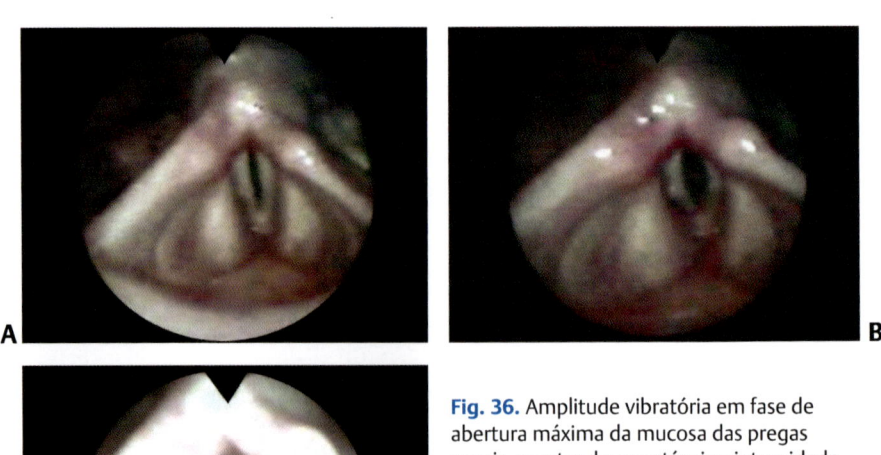

Fig. 36. Amplitude vibratória em fase de abertura máxima da mucosa das pregas vocais, mantendo-se estáveis a intensidade, a frequência e a posição do nasofibroscópio nas situações de: (**A**) emissão da vogal /e/, prolongada; (**B**) vibração sonorizada de língua, prolongada; (**C**) emissão de fricativa "j" prolongada. (Padrões de projeção vocal produzidos pela cantora soprano lírico Marcia Guimarães e registrados pelo médico otorrinolaringologista Dr. Domingos H. Tsuji.)

gerar sobrecarga vocal. No entanto, a fisiologia do *vocal fry* nos leva a crer que seja uma boa estratégia para o fortalecimento da adução glótica, desde que se tome cuidado para reposicionar o tom de fala para a região de conforto (tom ótimo ou ideal de fala situa-se de 3 a 5 tons inteiros acima do tom mais grave da extensão vocal, excetuando-se o próprio *fry*)

Realizamos a EGG [112,113] de amostras vocais de falante do sexo feminino com laringe normal e domínio sobre a emissão vocal, durante as produções em *fry* relaxado (produzido na frequência de 103 Hz), em *fry* tenso (produzido na frequência de 112 Hz: um semitom acima da frequência utilizada em *fry* relaxado), e na vogal /a/ grave (137 Hz: três semitons acima da frequência utilizada em *fry* relaxado). Observamos elevados valores para os quocientes de contato (CQ%) nos registros em *fry* com relação à vogal /a/, em ordem decrescente: *fry* tenso > *fry* relaxado > vogal /a/, nas frequências citadas e mantendo-se a intensidade constante (CQ%: 74, 85 > 68, 72 > 55, 49). Em nossa opinião, a utilização do *vocal fry* como recurso terapêutico pode ter três finalidades:

1. **Facilitador de emissão:** quando a técnica é direcionada ao tratamento das afonias ou disfonias psicogênicas (aquelas antigamente denominadas conversivas) e aos atrasos funcionais da muda vocal,[114,115] o *fry* relaxado mostra-se útil para obter sonorização. Segundo os autores, por ser o *fry* um som não usual, o paciente tende a não o evitar (psicologicamente falando). Nesse caso, o *vocal fry* deve ser imediatamente transformado em registro modal, em tom ótimo, para não gerar sobrecarga vocal (lembramos que o TA, principal responsável pela produção em *fry*, é um músculo fatigável, por sua grande concentração de fibras brancas).[4,5]
2. **Facilitador de fluxo:** o *fry* relaxado pode ser considerado um facilitador no controle do fluxo aéreo, já que, para produzi-lo, o indivíduo deve controlar a saída da mínima quantidade de ar possível. Caso o profissional utilize essa técnica, aconselhamos sua imediata transformação para o registro modal, utilizando-se do tom ótimo e da intensidade vocal moderada. Em nossa opinião, técnicas respiratórias específicas para esse fim são mais indicadas.[4,5]
3. **Técnica de desenvolvimento muscular:** utilizada em casos de sulco vocal e presbifonia, podendo ambos apresentarem arqueamento discreto das pregas vocais; paresias laríngeas unilaterais em posição mediana e paramediana (mesmo diante de imobilidade das pregas vocais); e disfonia espasmódica de abdução. Em tais casos, a ênfase da fonoterapia costuma ser a manutenção da firmeza glótica. A utilização do *vocal fry* (expiratório) é provavelmente benéfica nesses casos, pelo possível estímulo da atividade do músculo TA. No entanto, salientamos que, em geral, essa população tem dificuldade em realizar *o vocal fry* e, quando

o faz, só consegue realizá-lo na forma tensa. Por outro lado, quando o *vocal fry* é viável, orientamos sua produção em três séries de 10 repetições curtas (séries isotônicas) e em uma série de 10 repetições de longa duração, de 10 segundos cada (série isométrica), com intervalos de 1 minuto entre cada série. Somente com o treino uma pessoa conseguirá realizar toda a sequência sem se fatigar. Esse procedimento visa condicionar a musculatura adutora à similaridade do que é indicado aos exercícios físicos. Ressaltamos que, antes de qualquer atividade de contração muscular, é aconselhável a realização de aquecimento vocal. Nesse caso, sequências de alongamentos das pregas vocais devem ser realizadas. São 5 a 10 séries de emissão em falsete suave, prolongado por 10 a 15 segundos, progressivamente em direção aos agudos.[42] O *vocal fry* expiratório, eventualmente, pode ser aplicado, da mesma forma citada, a quadros de hipofunção vocal ou para ganho de graves e de intensidade. Vale lembrar que ênfase no encurtamento muscular das pregas vocais pode gerar uma limitação em agudos. Por essa razão, o aquecimento e o desaquecimento vocais são essenciais antes e após a realização do exercício.

Quando o indivíduo não consegue realizar o *vocal fry* convencional, sugerimos a realização do *fry inspiratório* que favorece o desprendimento da mucosa e a aproximação das pregas vocais. No entanto, nem sempre é possível visualizar as pregas vocais dessa forma, podendo ocorrer constrição supraglótica.

Casos de deficiência do fechamento glótico, conforme mencionamos anteriormente, são também altamente beneficiados com a técnica do espaguete retido.

As fibras laterais esparsas do TA afastam-se de seu trajeto anterior e direcionam-se para cima, a partir do ângulo da cartilagem tireóidea. Algumas delas perdem-se nas pregas ariepiglóticas e outras continuam em direção às margens laterais da epiglote, formando o **músculo tireoepiglótico** (**TE**) (Fig. 11). Ainda existem algumas fibras que se dirigem à margem lateral do ventrículo e se inserem na margem lateral da epiglote, formando o **músculo ventricular** (Fig. 34),[39] correspondendo ao que chamamos de **projeção superior do TA ou compartimento superior**.

Estudos anatômicos revelam que metade da população apresenta o que poderia ser considerado uma variação anatômica, o músculo **TA superior**. Esse músculo consiste em uma faixa muscular obliquamente posicionada na superfície lateral das pregas vocais, fazendo trajeto desde o limite superior da incisura tireóidea até o processo muscular da cartilagem aritenóidea (Fig. 37). A contração desse músculo inclina a cartilagem tireóidea para trás, puxando o processo muscular para frente e auxiliando no encurtamento e na compressão medial das pregas vocais.[39]

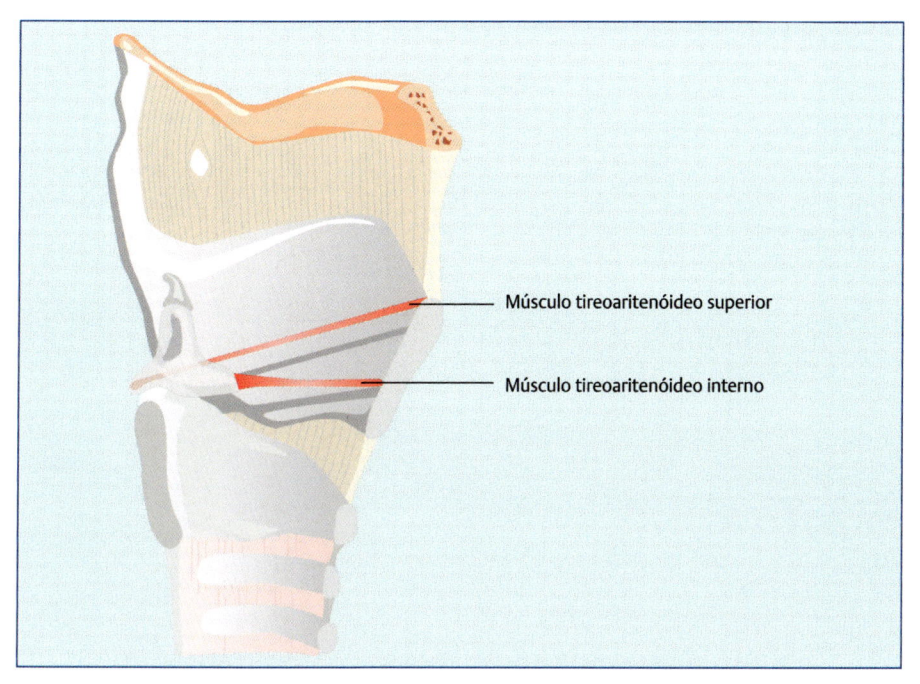

Fig. 37. Representação esquemática da inserção do músculo TA superior.

Possivelmente, as fibras ascendentes esparsas que se inserem no músculo ariepiglótico, o músculo tireoepiglótico, o músculo ventricular (projeção superior do TA) e o músculo TA superior (encontrado em 50% dos indivíduos) são responsáveis pela atividade intrínseca de medialização das pregas vestibulares.

O **mecanismo extrínseco** de medialização da prega vestibular é, provavelmente, obtido pela atividade predominante do músculo tíreo-hióideo (TH) (Fig. 38) que, ao se contrair, comprime a gordura pré-epiglótica, empurrando a gordura paraglótica, a qual, por sua vez, causa a medialização das pregas vestibulares (Fig. 11).[116]

Músculos Cricotireóideos (CT) (Figs. 12, 16, 39 e 40)

Os músculos CT são os tensores responsáveis pelo alongamento das pregas vocais e, portanto, dos músculos TA durante a emissão de tons agudos. Sua contração causa a redução da quantidade de massa mucosa solta para vibrar, produzindo a aproximação das cartilagens tireóidea e cricóidea, em movimento de báscula.

Autores afirmam ser mais provável que o movimento de báscula ocorra da cartilagem tireóidea em direção à cartilagem cricóidea, por causa da sua ligação com a traqueia (Fig. 40A).[117]

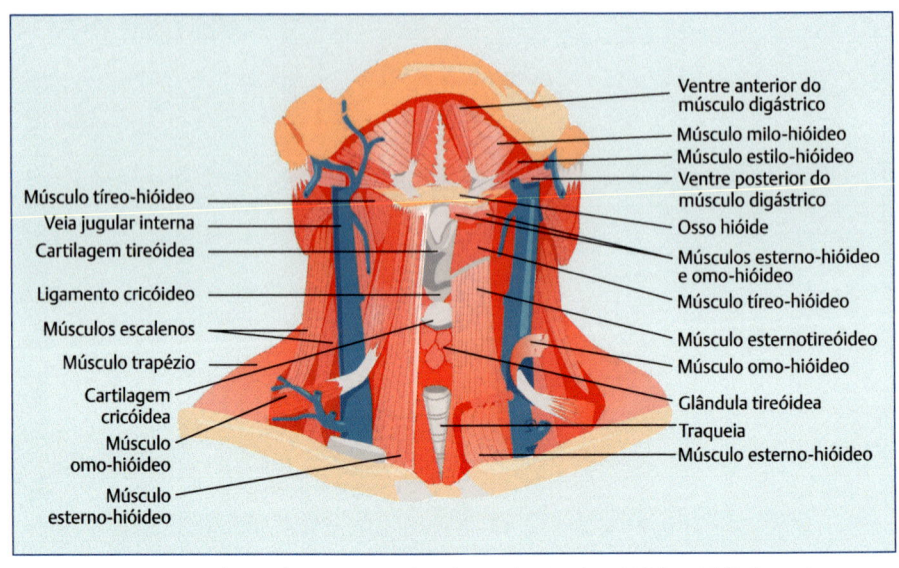

Fig. 38. Musculatura do pescoço incluindo o músculo tíreo-hióideo. Visão frontal.

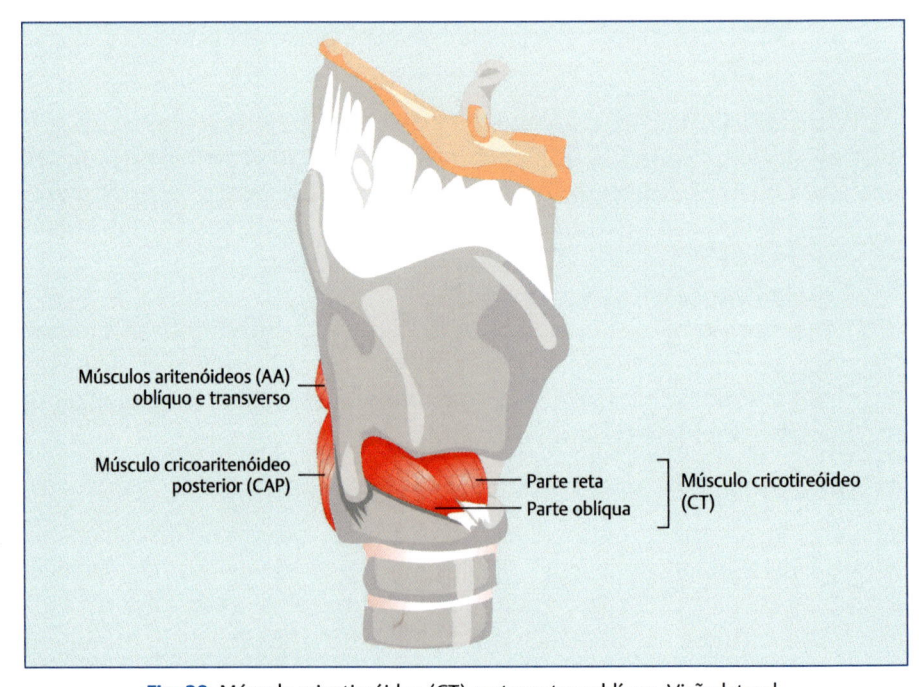

Fig. 39. Músculo cricotireóideo (CT) partes reta e oblíqua. Visão lateral.

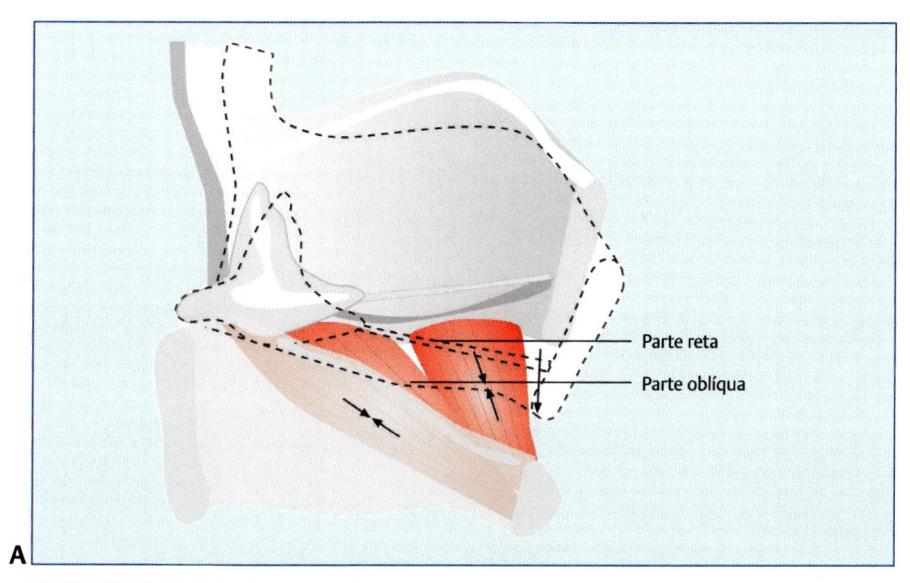

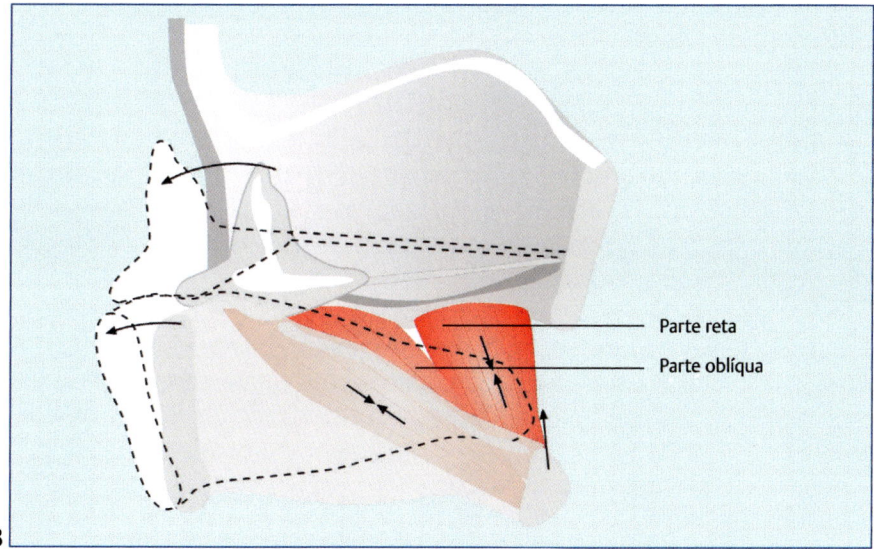

Fig. 40. Atividade do músculo cricotireóideo (CT) partes reta e oblíqua, visão da face interna. (**A**) Durante a produção de agudos, com cricoide fixa. (**B**) Durante a produção de agudos, com tireoide fixa.

Apesar de inserida na traqueia, a elevação da cartilagem cricóidea é possível, em razão da existência da membrana traqueal (primeiro anel da traqueia com a cartilagem cricóidea) e dos ligamentos anulares (membranas entre os anéis da traqueia). Estudos demonstram que, se a cartilagem tireóidea for fixada (por atividade do músculo esternotireóideo), a contração do CT levará a cartilagem cricóidea para cima (Fig. 40B). Por outro lado, se a cartilagem cricóidea estiver fixada (por atividade do músculo cricofaríngeo ou por tração traqueal por atividade diafragmática), a cartilagem tireóidea se inclinará para baixo (Fig. 40A). Das duas formas há o alongamento das pregas vocais.[39]

Os músculos CT emergem do arco anterolateral da cartilagem cricóidea. As fibras divergem e inserem-se na cartilagem tireóidea em duas porções distintas: a **parte oblíqua** (**PO**) e a **parte reta** (**PR**).

As fibras oblíquas (PO) seguem para cima e para trás e inserem-se na margem anterior do corno inferior da cartilagem tireóidea. As fibras retas (PR) têm percurso quase vertical, em direção à margem inferior interna da lâmina tireóidea.

Há indícios de que a PO seja mais importante para a estabilidade laríngea e a PR para o controle da frequência.[118] Além disso, notou-se que a PR é mais ativa durante as inflexões vocais, enquanto a PO tem mais atividade nos inícios de sentença.[119] Cantores experientes promovem, por atividade da PO, maior deslizamento anterior da cartilagem tireóidea do que cantores com pouco treino, não havendo deslizamento algum em pessoas que não exercem essa função.[120]

A faceta da articulação cricotireóidea mal definida favorece o deslizamento anterior da cartilagem tireóidea.[121]

Alguns autores acreditam que a atividade do **músculo cricofaríngeo** (CF), que também ocorre durante a inspiração, estaria atuando antagonicamente ao CT,[122] embora haja controvérsias quanto a essa afirmação.

Muitas vezes, o TA atua como sinergista do CT,[39,123] durante a produção de agudos em emissão modal.

A contração dos CT durante a inspiração profunda aumenta o diâmetro anteroposterior da laringe, ampliando o tamanho da via aérea.[58] Estudos em cães mostram que, na expiração forçada, a atividade dos CT juntamente com a dos CAP decresce a resistência laríngea mais do que o faz a atividade isolada dos CAP.[124] Alguns trabalhos, contudo, não confirmam esse papel sinérgico dos CT durante a expiração.[125]

Outros estudos afirmam que tanto os CT como os músculos extrínsecos da laringe afetam a posição das pregas vocais durante a respiração, causando maior abertura glótica quando atuam conjuntamente com os CAP.[126]

A contração dos CT influencia o controle da frequência, a rigidez da margem livre das pregas vocais e a pressão subglótica.[45]

Os músculos CT exercem importante papel na produção dos registros vocais, juntamente com os TA.

Registros vocais são séries de tons homogêneos que se caracterizam por um especial timbre sonoro, distinto dos outros registros e independente da frequência do tom emitido. O registro vocal é um evento totalmente laríngeo, consistindo de séries de frequências, ou em uma faixa de frequências vocais, que podem ser produzidas com qualidades aproximadamente idênticas. A definição operacional de registro deve depender de evidências perceptivas, acústicas, fisiológicas e aerodinâmicas.[127]

A terminologia utilizada para os vários registros é confusa. Basicamente, os registros vocais são divididos em: *fry* ou basal; modal (subdividido em peito, médio e cabeça); falsete (ou registro leve de cabeça, quando nos referimos ao falsete feminino),[128] flauta e assobio.

Muitos autores atribuem ao sexo masculino apenas dois registros principais: normal, ou também chamado modal (sem subdivisões) e falsete; e, ao sexo feminino, três registros,[43] ou melhor, três sub-registros do modal: peito, médio e cabeça, excluindo-se os ajustes especiais como falsete, flauta e assobio, recursos alcançados apenas por alguns indivíduos.

Mas o conceito de registro vem sofrendo modificações. Antigamente, atribuía-se a ele justificativas puramente ressonantais. Recentemente, demonstrou-se por EMG a íntima relação entre os diferentes registros e a contração de grupos musculares intrínsecos laríngeos específicos.[84] Para esses autores, de maneira geral, o registro modal é subdividido em três sub-registros: peito (ou registro pesado), médio e cabeça (registro leve) para ambos os sexos.[84] Este é o esquema que seguiremos porque tem embasamento na fisiologia e não apenas na percepção auditiva e acústica.

Os esquemas de atividade muscular encontrados nos registros de *fry* – falsete, flauta e assobio – já foram abordados anteriormente.

Com relação ao **registro modal**, ocorre grande atividade de ambos os músculos tensores (TA e CT, sendo o TA considerado o músculo moderador, o mais solicitado a modificar seu tônus) ao longo de toda a extensão vocal, entretanto, no sub-registro modal de peito, há predomínio da atividade do TA, enquanto no sub-registro modal de cabeça ocorre predomínio da atividade do CT (Fig. 41).

Cada um dos registros cobre certa extensão de frequências, mas estes se sobrepõem em determinadas notas. Portanto, um mesmo indivíduo poderá emitir uma mesma nota em registros diferentes. A extensão possível de se produzir com facilidade tanto em registro de falsete quanto de registro modal no homem fica em torno de 200 a 350 Hz (de Sol 2 a Fá 3 aproximadamente). Na voz feminina as faixas de sobreposição de registros encontram-se aproximadamente na região ao redor de 400 Hz (peito/médio, Sol 3) e 660 Hz (médio/cabeça, Mi 4).[43] Em geral, é nítida a mudança de timbre nos diferentes registros em indivíduos sem treino. Conforme o cantor se desenvolve, vai homogeneizando seu timbre, até disfarçar a troca dos registros. Apesar do controle de registros ser um atributo da fonte glótica, sofre influências do filtro à medida que o cantor domina a técnica.

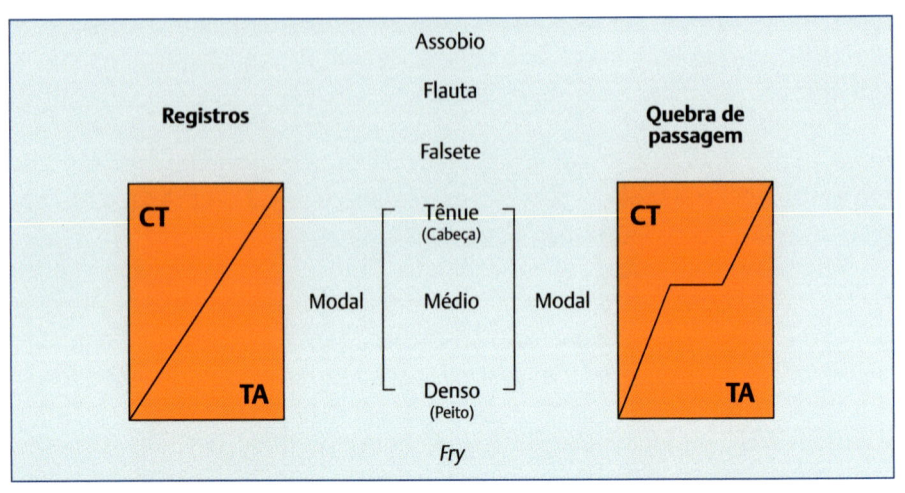

Fig. 41. Representação esquemática dos tipos de registros com relação à atividade muscular intrínseca predominante (adaptada de Hirano, 1988).[70]

Durante a avaliação laringoestroboscópica, é possível distinguir os registros, observando-se o comportamento da onda mucosa. Nas emissões modais com predomínio do **sub-registro de peito**, a onda mucosa mostra-se ampla e evidente. Já nas emissões em **sub-registro de cabeça**, a onda mucosa passa a ser restrita. Por ser um ajuste predominantemente glótico, consideramos fundamental a mudança de nomenclatura dos sub-registros peito e cabeça do registro modal, para evitar confusões com os ajustes ressonantais. Optamos por substituir o nome "sub-registro de peito" por "**registro denso**", por associação à forma arredondada e densa que a borda livre das pregas vocais assume nessa situação. A onda mucosa é ampla, em toda sua extensão vibrante, também favorecendo a amplitude dos harmônicos. Ao sub-registro de cabeça optamos pela utilização do termo "**registro tênue**", por associação à forma pouco espessa que a borda livre das pregas vocais assume nessa situação. A onda mucosa é atenuada pela redução da extensão vibrante da mucosa das pregas vocais, assim como a amplitude de harmônicos. Ao sub-registro médio manteremos a nomenclatura "**registro médio**" (lembrando que os três, recém-nomeados registros denso, médio e tênue, são subdivisões do registro modal). O termo **voz plena** também será utilizado em sinônimo a registro modal em região de fala; e o termo **voz mista** ou misturada será utilizado quando o uso do falsete for mesclado com um pouco mais de atividade adutora.

A principal dificuldade do cantor em transitar de um sub-registro a outro encontra-se na inabilidade em dosar precisamente a atividade do músculo TA. Por exemplo, na transição do registro denso para o registro médio, deve haver uma redução progressiva da atividade do TA, que ocorrerá novamente na transição para o registro tênue. A região da tessitura onde há troca de registros, isto é, troca de predomínios musculares, é denominada **zona de passagem** (zona de transição de registros). Cada *nipe* vocal terá uma região específica da tessitura correspondente à sua passagem. Por exemplo, uma cantora soprano terá sua primeira passagem ao redor de Fá 3 (transição do registro denso para o médio) e a segunda ao redor de Fá 4 (transição do registro médio para o tênue). Uma das maneiras para driblar as quebras de passagem consiste em ampliar progressivamente a cobertura e, consequentemente, baixar a laringe ("abrir a garganta" sem comprimir a língua) ao aproximar-se da zona de passagem nas escalas ascendentes. Essa regra é válida porque, à medida que a laringe abaixa, há também uma redução da força adutora da glote, fundamental para a concretização da mudança do registro em escalas ascendentes. É interessante notar que é mais fácil atravessar as zonas de passagem, sem quebras vocais, em vocalizes descendentes. Nesta condição, partimos de uma atividade predominante de CT para uma atividade equilibrada de CT com TA. Recrutar progressivamente a atividade crescente do TA é mais fácil do que reduzi-la progressivamente como ocorre em vocalizes ascendentes. Outra estratégia para equilibrar as trocas de predomínio muscular intrínseco em região de passagem é a utilização de vocalizes ascendentes com sons vibrantes de lábios e de língua (brr e trr). A justificativa para isso está no fato de que há um decréscimo natural da atividade do TA durante a produção dos sons vibrantes, facilitando o trânsito entre as passagens, principalmente em escalas ascendentes. Repetir várias vezes os vocalizes ascendentes com a utilização de sons vibrantes auxiliará na busca da homogeneidade de registros. Vocalizar com a vogal /u /também ajuda a inibir as quebras nas regiões de passagem. Ressaltamos que a vogal /u/ é aquela que posiciona o palato mole mais elevado e a laringe mais baixa, favorecendo a ressonância. A vogal /i/ é a mais tensa dentre as vogais, tanto no que diz respeito à adução glótica mais intensa, quanto ao fechamento velofaríngeo mais vigoroso. Já a vogal /a/ é a mais frouxa em ambos fechamento glótico e função velofaríngea, também posicionando o palato mole mais baixo em relação às demais vogais.

Conforme se aproximam da segunda passagem, dois ajustes podem ser realizados, dependendo do gênero musical utilizado pelo cantor. O primeiro ajuste seria *ampliar a cobertura*, como já descrevemos (geralmente no canto lírico) e o segundo seria introduzir *discreta nasalidade* (geralmente no canto popular).

Em escalas descendentes, realizar o processo inverso (**"des" cobertura**), isto é, reduzir progressivamente a expansão faríngea, baixando o palato mole e elevando a laringe, ou seja, discretamente "fechando a garganta".

Sugerimos como exercício "cobrir" os sons vocálicos transformando "ô" em "u", "ê" em "i" e "a" em "â", nas escalas ascendentes. Para tal, a utilização do "biquinho francês" auxilia a cobertura do som, abrindo espaços ressonantais. Da mesma forma, auxilia a redução sutil da intensidade na região um pouco antes da região de passagem e a ampliação da caixa de ressonância, à medida que se vocaliza em direção aos agudos de caixas de "m" para "n" para "M".

Nas escalas descendentes, deve-se proceder de forma inversa: "u" em "ô", "i" em "ê" e "â" em "a". A introdução progressiva de discreto componente faríngeo ou a transformação do nível de ressonância de "M" para "n" para "m" podem auxiliar a mudança de registros em escalas descendentes (na "des" cobertura), porque auxiliam na manutenção da adução glótica e disfarçam a passagem, quando há quebras. Para a emissão de sons hiperagudos da tessitura do cantor no registro modal, deve-se pensar na produção de um "â", para favorecer a máxima elevação velar e ampliação faríngea (no canto lírico), caso contrário o som pode soar "apertado" ou metálico e estridente. Durante a produção de hiperagudos é natural que haja hiperconstrição faríngea por isso devemos nos concentrar em ampliar a garganta em todas as direções (elevação velar, ampliação faríngea e abaixamento laríngeo com elevação de dorso de língua).

Ressaltamos a valiosa contribuição da **ancoragem facial,** aliada à **ancoragem corporal** (utilizada em associação ao apoio e contra apoio respiratórios, nas emissões sustentadas agudas e em pianíssimos, observadas principalmente em cantores líricos. As ancoragens facial e corporal dão suporte à musculatura intrínseca e extrínseca da laringe durante sua contração, estabilizando-as. Esses ajustes são visíveis nas emissões em pianíssimo de *Andrea Bocelli* e em agudíssimos de *Luciano Pavarotti*.

No canto em teatro musical ou no *pop rock*, o timbre vocal, muitas vezes, não deve ser coberto, porque se afasta do timbre falado. Principalmente, quando cantores com treino ultrapassam a terceira passagem em direção ao falsete, **misturam a voz,** ampliando a adução glótica e por compressão do trato vocal com aumento da atividade extrínseca. Reduzir cobertura, realizar contração progressiva do músculo palatofaríngeo, nasalizar discretamente a voz à medida que eleva o tom e inclinar levemente a cabeça para trás são recursos que auxiliam na produção da ***voz mista,*** pois favorecem o aumento da adução glótica. Vale conferir a brilhante interpretação do cantor *Steve Balsamo*, na música *Gethsemane*, na qual realiza de maneira impecável a terceira passagem produzindo a mistura da voz (voz mista). Provavelmente, o cantor utilizou a contração do músculo palatofaríngeo durante a produção de suas emissões agudas, à semelhança do que fez, impecavelmente, o cantor, Fernando Lourenção na mesma melodia, quando produziu essa contração muscular durante emissão aguda em Sol 4 – 784 Hz (Fig. 42).

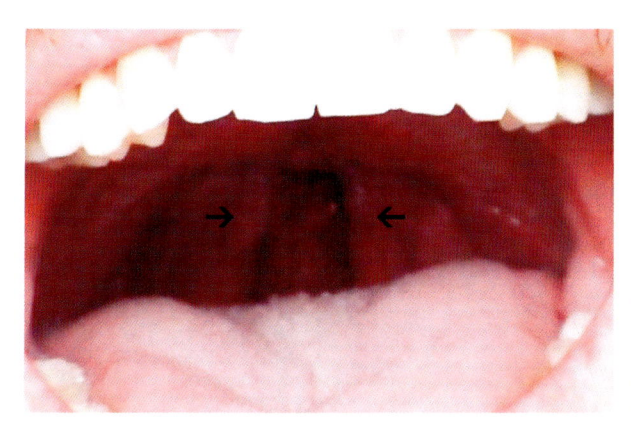

Fig. 42. Fotografia realizada no INVOZ em consulta fonoaudiológica, de cantor com treino, mostrando a atividade do músculo palatofaríngeo durante a emissão de notas agudas extremas em falsete, em Sol 4 – 784 Hz, com projeção vocal. (Reproduzida com autorização do paciente.)

Acreditamos que esse ajuste seja benéfico, pois no falsete a força adutora intrínseca costuma ser bastante reduzida e a constrição do músculo palatofaríngeo (pilar posterior da faringe) pode auxiliar, incrementando o fechamento glótico, por sua relação com os músculos aritenóideos oblíquos. Como já dissemos anteriormente, a voz mista também pode ser alcançada por um aumento da atividade dos adutores, especialmente do músculo TA externo, como acontece de forma precisa nas vozes dos contratenores (*voz mista*), no entanto nesse padrão vocal ocorre a cobertura.

Alguns cantores tentam realizar o ajuste vocal da voz mista, equivocadamente, ativando a contração do **músculo palatoglosso** (pilar anterior da faringe). Nesse caso, a voz torna-se tensa e a ressonância *cul de sac* apresenta-se sem projeção e sem giro (Fig. 43).

Naturalmente, o cantor e o professor de canto deverão utilizar os recursos vocais com atenção e no momento certo para o embelezamento da emissão, uma vez que não existe uma nota universal para os ajustes. Além disto, existem diferenças entre sexos, gêneros musicais e estilos. Cada indivíduo é um, com passagens em regiões diferentes, com tratos vocais de dimensões diversas, com necessidades estéticas variadas, não se podendo generalizar. Cantoras **belters,** por exemplo, são capazes de levar o registro denso a notas acima de Lá 3, algumas chegando a Fá 4. Entretanto, para que realizem a emissão com configuração de registro denso (borda densa e arredondada), ampliam mais ainda a cobertura, permitindo um posicionamento mais baixo da laringe, mas se faltar preparo muscular e habilidade do cantor pode ocorrer sobrecarga vocal com utilização de músculos que não deveriam ser recrutados. No chamado **belting contemporâneo**, terminologia utilizada pelo grande Maestro Marconi Araújo, ocorre a passagem da voz do registro denso para o médio em região de primeira passagem. Nesta situação, ocorrem ajustes ressonantais que auxiliam na manutenção do colorido da voz a fim de mantê-la com as mesmas características de voz falada do *belting*

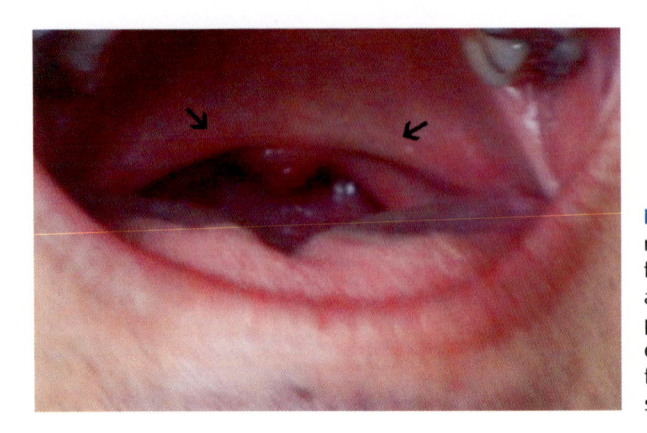

Fig. 43. Fotografia realizada no INVOZ em consulta fonoaudiológica, mostrando a atividade do músculo palatoglosso durante a emissão de notas agudas em falsete, em Sol 3 – 392 Hz, sem projeção vocal.

convencional. Em sua nomenclatura, o maestro diferencia o *Cover Belting*, cuja emissão é mais coberta, do *Soul Belting* cuja emissão é mais aberta e com estiramento das comissuras labiais.

Exercícios de vibração. Ativam o deslizamento da mucosa sobre as pregas vocais. A vibração pode ser realizada nas seguintes modalidades: língua, língua e lábio superior, lábios, lábio inferior e língua, de vibrações simultâneas de lábios e língua; fricativos sonoros: "v", "z", "j"; gargarejos; todos concomitantemente à vibração glótica. Esses exercícios são indicados a quadros laríngeos hiperfuncionais, presença de edema crônico, nódulos vocais, dentre outros. Seguramente há aumento do fluxo aéreo durante a realização de todas estas modalidades.[4] Mas salientamos que ao realizar os exercícios deve-se solicitar ao cliente que não empurre o ar, mas tente "pensar em inalação" no momento da produção vocal, exalando o mínimo fluxo de ar possível. É interessante observar à nasolaringoscopia sob luz estroboscópica, o comportamento das pregas vocais durante a produção vibrante. Há um nítido aumento da amplitude vibratória da mucosa nesta situação, em relação à emissão de vogal prolongada, mantendo-se a intensidade constante. Estudos por EMG seriam muito úteis para a determinação do comportamento da musculatura adutora. Na Figura 36A e B, respectivamente, é possível observar as pregas vocais durante a emissão da vogal "e", em relação à vibração da língua, mantida constante em intensidade, frequência e posição do nasofibroscópio.

A utilização da técnica vibratória dirigida a quadros inflamatórios agudos e de estabelecimento recente poderia, teoricamente, representar agravamento da fase inflamatória assim como em pós-cirúrgico imediato, dificultando a cicatrização. Deve ser igualmente evitada sua utilização em quadros de hematoma da mucosa das pregas vocais, porque poderia exacerbar o vazamento do sangue para os tecidos vizinhos, com risco de reposição fibrótica no local. No caso de papilomatose ativa, sua realização poderia causar o rompimento das pequenas vesículas papilomatosas e disseminar a doença.[5] Por outro lado, pacientes operados por meio da técnica de franjamento da mucosa das pregas vocais são beneficiados pela mobilidade da mucosa propiciada.[129] Os exercícios podem ser iniciados 2 a 3 dias após o procedimento cirúrgico.

A **vibração de língua**, concomitantemente à vibração das pregas vocais, causa tanto soltura da musculatura lingual, frequentemente tensa nos casos de disfonia, como ativa o deslizar da cobertura mucosa das pregas vocais sobre seu corpo (músculo e ligamento), provavelmente ativando a circulação sanguínea periférica. O aumento da amplitude vibratória da mucosa ocorre, provavelmente, observando-se redução do tempo de fechamento glótico, mas com um aumento da superfície mucosa de contato entre as pregas vocais. É possível que ocorra drenagem linfática dos tecidos com a utilização desse exercício, sendo nítida a percepção da vibração na região ao redor do pescoço (rica em vasos linfáticos). Para casos funcionais hipercinéticos, realiza-se o exercício com laringe em posição baixa (palato alto), em fraca intensidade, evitando-se soprosidade; e, em tom médio. Em geral, deve-se realizar a vibração de língua com os lábios protruídos, fazendo um bico (não estirar lateralmente as comissuras labiais). Essa postura de protrusão labial libera a tensão da musculatura da face e do pescoço, auxiliando o posicionamento laríngeo mais baixo.

Frases do tipo: "O rato roeu a roupa do rei de Roma e a rainha Rute de raiva rasgou o resto", enfatizando a vibração da ponta da língua no "r", podem ser utilizadas em várias tonalidades e com suavidade.

Para cantores com treino e bom suporte respiratório, orientamos a realização do exercício tentando trazer a vibração da língua desde a papila palatina até o lábio superior, **vibração de língua e lábio superior,** o que permite maior controle tanto da quantidade de fluxo aéreo (aumentada nesta situação) quanto da atividade da língua, que, muitas vezes, vibra assimetricamente (mais de um lado do que do outro).

A **vibração de lábios,** igualmente útil, além de massagear a mucosa, é mais fácil de ser produzida e auxilia nas percepções vibratórias da face e do pescoço. Também deve ser realizada de maneira confortável e de preferência com a laringe baixa. O pressionar das bochechas inferiormente, com o polegar e o indicador abaixo das comissuras labiais, de baixo para cima, auxilia a produção da vibração de lábios.

Em fases mais adiantadas do tratamento, é possível produzir as vibrações de língua e de lábios em escalas ascendentes ou descendentes, em semitons ou sequências tonais variadas, à similaridade dos vocalises do canto lírico.

A **vibração do lábio inferior e língua**, além de auxiliar na ativação da mucosa de revestimento das pregas vocais, propicia a abertura da parte posterior do trato vocal, reduzindo tensões faríngeas indesejadas.

Vibrações simultâneas de lábios e língua provavelmente promovem aumento substancial do fluxo aéreo subglótico, necessário para desencadear o processo.

Exercícios utilizando-se ***fricativas sonoras prolongadas*** (*"v", "z", "j"*) produzidas suavemente e com laringe baixa parecem auxiliar, aumentando a amplitude vibratória da mucosa das pregas vocais na sua superficialidade, por provável aumento de fluxo e pressão intraoral (Fig. 36C). Versos prolongando fricativos sonoros podem ser utilizados em escala. Por exemplo: Em Asas azuis, zanza zonzo um ás s zanzam as asas, zum zum zum e zaz... (Em azazazuiz/Zanzazonzozumazzz...).[130]

A ***transferência da fricativa surda para a sonora***, acrescentando a vogal em seguida, é uma boa maneira de introduzir sonoridade à emissão, sem perder a suavidade.

Associar a vibração sonorizada de lábios, de língua e fricativos produzidos em suaves *staccatos* ao **Método da Acentuação** tem-se mostrado utilíssimo,[131,132] porque, além da vibração massagear a mucosa das pregas vocais, a contração da cinta abdominal também integra a emissão à função respiratória. Uma das principais características do Método da Acentuação é transferir a tensão da região cervical para a região abdominal, reduzindo a sobrecarga vocal. Técnicas respiratórias de suporte e apoio serão discutidas em outra oportunidade.

Técnicas vibratórias apoiadas no ***gargarejo*** são igualmente efetivas na mobilização da mucosa das pregas vocais. Entretanto, essa emissão é realizada com a cabeça inclinada para trás, favorecendo posição mais alta da laringe.

Realizamos análise por EGG, especificamente a medida do quociente de contato (CQ%) de amostras vocais, de um indivíduo do sexo feminino, mantendo-se a frequência e a intensidade constantes, nas seguintes modalidades:

- "a" com contração abdominal   CQ = 37, 84
- "a" sem contração abdominal   CQ = 39, 81
- Vibração de língua   CQ = 42, 60
- Vibração de lábios   CQ = 47, 55
- Vibração de língua e lábio superior   CQ = 44, 67
- Vibração de lábio inferior e língua   CQ = 49, 84
- Fricativa "v"   CQ = 53, 12
- Fricativa "j"   CQ = 53, 84
- Gargarejo   CQ = 55, 49
- Fricativa "z"   CQ = 56, 59

Observa-se maior quociente de contato (CQ%) nas fricativas e no gargarejo, com relação às vibrantes de lábio e de língua. Essas últimas, por sua vez, também apresentam valores mais elevados do que aqueles observados durante a emissão de vogal. Naturalmente, a realização de trabalhos similares com maior casuística deve ser considerada para a confirmação dos dados expostos.

Exercícios de vibração são geralmente acompanhados de vibrato, quando produzidos por cantores com treino, especialmente cantores líricos.

Vibrato é um recurso amplamente utilizado no canto, trazendo riqueza expressiva, leveza e emoção à emissão. Sem ele a voz torna-se achatada, inexpressiva e sem calor humano.[133] Sob o ponto de vista fisiológico, o vibrato é considerado uma flutuação regular da frequência, da intensidade e da qualidade vocais.[134] Fisiologicamente falando, atribui-se grande importância aos músculos cricotireóideos na produção do vibrato.[135] Alguns autores atribuem à atividade conjunta das musculaturas respiratória e laríngea as discretas tremulações do trato vocal, resultando em modulações de frequência (5 a 7 Hz) acompanhadas por variações sincrônicas da intensidade (2 a 3 dB) e da tonalidade (1/4 de tom e 1/2 tom).[133]

O vibrato não é percebido em vozes de crianças e de pré-adolescentes, sendo provável que seu aparecimento seja dependente de certa maturidade do aparelho fonador e de sua musculatura.[43,136,137]

Cantores de ópera profissionais desenvolvem seu vibrato de forma involuntária; assim, alguns autores consideram inconveniente treiná-lo para o *bel canto*.[138]

De acordo com estudos acústicos, as características dos pulsos transglóticos são determinadas pela pressão subglótica e por ajustes glóticos, independentemente das ressonâncias do trato vocal.[136] Segundo os autores, o vibrato pode ser descrito por quatro parâmetros: taxa, extensão, regularidade e forma de onda de suas ondulações.

A **taxa do vibrato** pode ser medida no espectrograma de banda estreita. Para isto basta contar a duração de cerca de 10 ciclos e obter-se a média. Por exemplo, se a duração de 10 ciclos for de 1,871 segundos, a média será de 0,1871 segundos e a taxa do vibrato será de $\frac{1}{0,1.871} = 5,34$ Hz.

A **extensão ou profundidade do vibrato** (P) também pode ser determinada manualmente. A extensão do vibrato, isto é, a medida da variação de F_0 entre seus valores mínimo e máximo (ou seja, de pico a pico), pode ser dada por:

$$P \text{ (semitons)} = 34,62 \times \ln\left[\frac{2Fs}{Fs + Fi}\right]$$

onde Fs e Fi são, respectivamente, os valores superior e inferior da frequência de um harmônico qualquer. O resultado é dado em semitons, e um semitom corresponde a uma razão de ≈ 6% entre frequências. O vibrato deve ser medido em um espectrograma de banda estreita, utilizando-se os harmônicos mais agudos para aumentar a precisão da medida. Como exemplo, a extensão do vibrato poderia ser:

$$P = 34{,}62 \times \ln\left[\frac{2 \times 5{.}652}{5{,}652 + 5{.}340}\right] \approx 0{,}97 \text{ semitons}$$

O mesmo procedimento pode ser utilizado para avaliar o tremor vocal, salientando-se que o mesmo poderá ter, ao longo do tempo, comportamento irregular tanto na taxa como na extensão.[139]

A *regularidade* apresenta as semelhanças das excursões de frequência entre si. Quanto mais habilidoso for o cantor, maior a regularidade na repetição das ondulações. A *forma de onda* é geralmente similar a uma onda senoidal. Principalmente a taxa e a extensão têm sido referidas na literatura, mas a regularidade e a forma de onda são igualmente importantes do ponto de vista perceptivo.[136]

O vibrato apresenta como correlato espectrográfico acústico alterações rítmicas repetidas, semelhantes a ondas no traçado da frequência fundamental e de seus harmônicos. Estudos sugerem que o **resultado da regularidade média das ondulações**, identificadas nos traçados espectrográficos das amostras vocais do canto sertanejo, ao longo do tempo, parece ser menos estável do que aquele encontrado para o gênero lírico, apesar dos valores de taxa e extensão serem similares.[140]

Um fato interessante foi determinado em estudo sobre os efeitos das mudanças de intensidade na extensão do vibrato em cantores líricos de ambos os sexos. Observou-se que, nos "crescendos" (aumento progressivo de intensidade vocal), o vibrato aumenta em extensão nas frequências médias e altas, diminuindo nas frequências graves.[141] No entanto, pesquisa realizada posteriormente com cantores líricos concluiu que o principal responsável pelo vibrato é o músculo CT, determinando que a sua taxa varia entre 4,1 e 6,6 Hz, não diferindo significativamente em distintos níveis de intensidade e frequência. A extensão do vibrato, por sua vez, varia de 0,38 a 3,26 semitons, também não apresentando diferenças significativas em função do nível de intensidade e frequência.[138]

Outro estudo atribui o resultado da contração rítmica das musculaturas diafragmática e laríngea como determinante, respectivamente, do vibrato de amplitude e do vibrato de frequência (este último, o mais comumente encontrado). A variação do primeiro gira em torno de 1 a 6 dB e do segundo ao redor de 5 a 8 Hz. O vibrato pode variar dependendo do gênero musical. No canto operístico, por exemplo, ele se caracteriza por oscilações da frequência fundamental causadas por contrações pulsáteis do músculo CT, sendo denominado **vibrato de frequência**. O **vibrato de amplitude**, encontrado no canto popular e em outras modalidades, parece ser produzido por variações da pressão subglótica, mediado por meio de pulsações rítmicas da musculatura abdominal, estabelecendo-se sob controle voluntário e, também, interferindo nas modulações da frequência. O vibrato de frequência depende da maturidade do sistema neuromuscular para produzir contrações regulares da musculatura laríngea, mas com mínima participação desta, a fim de limitar as variações de amplitude.[43,137]

As variações da pressão subglótica encontradas no vibrato do cantor popular parecem ser o mais importante correlato fisiológico desse gênero musical.[136]

O vibrato laríngeo somente aparecerá quando o cantor adquirir controle balanceado entre as forças musculares adutoras e abdutoras. Há inibição do vibrato quando a fonação é soprosa ou quando a laringe está posicionada acima da situação de repouso; ocorre a facilitação do mesmo quando a laringe se posiciona um pouco mais baixa.[137] A constrição supraglótica (gerando som tenso) ou seu alargamento excessivo também são fatores de inibição do vibrato. Em cantores líricos treinados, em geral, a extensão do vibrato é menor que um semitom. Uma taxa de vibrato mais lenta que cinco ondulações por segundo torna-se muito lenta, e taxas superiores a oito ondulações por segundo soam nervosas.[136]

Da mesma maneira, extensões largas, que ultrapassam dois semitons, especialmente quando produzidas com taxa lenta, soam como se o vibrato estivesse "balançando". Isto pode ocorrer com o passar dos anos, em decorrência do envelhecimento, caracterizando o vibrato senil.[138]

Um fato interessante é que taxas de vibrato, geralmente encontradas na literatura como valores ideais e estabelecidas na faixa entre 4 e 7 Hz, são similares àquelas encontradas em movimentos oscilatórios involuntários dos músculos esqueléticos do corpo humano, produzidas por mecanismos neurais, como: o tremor de frio, o tremor essencial e o tremor observado em pacientes com a *Doença de Parkinson*.[138] O vibrato natural parece ser um tremor vocal estabilizado.[142]

Extenso estudo investigando a atividade laríngea foi realizado por meio de avaliação EMG, identificando atividade dos músculos CT, TA e CAL sincrônica ao vibrato, sendo a atividade do CT a mais significativa. Segundo os autores, os músculos AA mantêm-se com atividade constante, o que é esperado considerando-se que esses músculos não têm influência direta sobre o controle da frequência, da intensidade e da qualidade vocais. Os músculos esternotireóideo e esterno-hióideo também apresentaram atividade sincrônica ao vibrato, embora não tenha sido possível provar se eles têm ou não interferência na frequência fundamental. Nesse estudo, não foram observadas oscilações da atividade dos músculos respiratórios sincronicamente ao vibrato no canto lírico. No entanto, notaram que a corrente aérea oscila nessa situação. Esse fato é justificável pelas mudanças na resistência glótica, causadas pela atividade oscilatória da laringe e não da pressão pulmonar. Também observaram que algumas partes do trato vocal, em especial o palato mole, a base da língua e as paredes laterais da faringe, frequentemente oscilam sincronicamente ao vibrato, mas acreditam que sua influência sobre a modulação da frequência fundamental seja pequena ou desprezível, porém útil para evitar tensão ou rigidez do trato vocal. Por outro lado, oscilações excessivas do trato vocal causam vibrato desfavorável. Para esses autores, o bom vibrato está associado a espaços do trato vocal, supraglótico e hipofaríngeo ajustados, nem muito aumentados nem muito estreitados.[138]

A baixa taxa de vibrato, 3 a 4 Hz, é frequentemente utilizada por cantores de *jazz*, *blues* e *black music*. Já a alta taxa, de 10 a 12 Hz, com variação ampla de amplitude, é considerada **tremolo**.[43] Grande variação de frequência, é denominado **wobble**, cujo significado é oscilação ou sacudida.[143] Esse ajuste poderia ser justificado por fadiga muscular ou contração muscular deficitária, podendo incluir, de forma sincrônica, outras partes do trato vocal, como a mandíbula, o palato mole, a base da língua, a epiglote e a faringe.[144]

Entre o vibrato e o tremolo existe o **trinado** (**trill**), que corresponde a um vibrato mais largo, mas não desagradável. É provável que, nesse caso, haja atividade das musculaturas intrínseca e extrínseca durante sua produção.[137] No trinado, a alternância rápida entre duas notas, um semitom ou um tom acima, é produzida voluntariamente, enquanto no vibrato há maior estabilidade ao redor da mesma nota.

O **trillo** é outro tipo de ornamento, tratando-se de rápida repetição da mesma nota, envolvendo momentos de "vozeamento" e "desvozeamento", isto é, alternância entre a adução e a abdução glóticas. No entanto, há uma flutuação de frequência, não intencional, entre meio e um semitom na produção do **trillo**, provavelmente em decorrência do ato de abrir e fechar as pregas vocais que, por sua vez, alteraria o comprimento das pregas vocais o suficiente para modular a frequência fundamental.[136]

Amostras de vibrato com melhor qualidade são aquelas que apresentam taxa e extensões de maior constância e regularidade ao longo do tempo.[145]

Emissão áfona turbulenta (**whispering**) corresponde à ação laríngea afônica, mas turbulenta, pois não há vibração glótica, somente escape de ar. A fricção é produzida quando a área glótica, durante a aproximação máxima das pregas vocais, mantém-se suficientemente ampla para criar um fluxo de ar turbulento.[146]

São dois tipos de emissão áfona turbulenta *(whispering)*:

1. De fraca intensidade, produzida de forma relaxada, confortável e sem esforço (à qual chamaremos de **voz sussurrada**).
2. De forte intensidade, produzida de maneira tensa, forçada (à qual chamaremos de **voz cochichada**).

A aproximação da porção membranosa das pregas vocais pode ocorrer forte ou levemente e, ainda, não acontecer.[147]

Configurações glóticas do tipo fenda em toda extensão em forma de "V" bem aberto, moderadamente aberto ou, em paralelo; arqueamento em toda a extensão, anterior extenso ou anterior reduzido; fenda triangular posterior em forma de "Y" invertido, com aproximação anterior moderada ou intensa, ou, sem aproximação anterior podem ocorrer na emissão áfona turbulenta. Essas variações, inclusive relativas à área da fenda, podem estar relacionadas com o nível de esforço produzido. Também foram observados vários ajustes das estruturas supraglóticas, contribuindo para cobrir a visão das pregas vocais em duas direções da glote: anterior e lateral. As estruturas que contribuíram para a constrição lateral foram as pregas vestibulares e as ariepiglóticas; para a constrição anterior, basicamente, o pecíolo da epiglote.[148]

Investigações sobre o mecanismo de produção do *whispering*, utilizando-se o recurso da EMG, demonstraram que ambos os músculos CT e TA têm atividade elétrica reduzida,[60] além da redução da atividade dos AA e ativação dos CAP.[149] Nesses estudos, não ficou claro se a produção do *whispering* foi realizada em forte ou fraca intensidade.

Também utilizando avaliação por EMG, outros estudos elucidaram sua fisiologia ao dirigirem especial atenção aos ajustes laríngeos. As conclusões do estudo demonstraram que na produção do cochicho há uma interação dos ajustes glóticos e supraglóticos em termos de coordenação entre os músculos CAP, contribuindo para a abdução, e o **músculo tireofaríngeo**, contribuindo para a constrição supraglótica. O músculo tireofaríngeo contrai 2 vezes mais no cochicho (*whispering* em forte intensidade) do que no sussurro (*whispering* em fraca intensidade), produzindo também constrição mais acentuada na primeira situação. A possível explicação para justificar a atividade do músculo tireofaríngeo na constrição supraglótica é sua inserção. O constrictor inferior da faringe emerge da superfície lateral da cartilagem tireóidea para encontrar o constritor oposto, formando a rafe da faringe. Ele é dividido em dois músculos: o tireofaríngeo e o cricofaríngeo (este último inserido na cartilagem cricóidea). Quando ativado, o músculo tireofaríngeo puxa ambos os lados da cartilagem tireóidea em direção à linha média, causando a constrição das estruturas supraglóticas.[150]

De maneira geral, na situação *whispering*, há a produção do ruído turbulento.[148,151,152] Outros autores identificaram, por meio da avaliação laríngea por ressonância magnética, em dimensão frontal, o contorno do lúmen laríngeo e o papel da constrição supraglótica durante a produção do *whispering*. Observaram que, na fonação usual, as pregas vestibulares e os ventrículos laríngeos estavam posicionados em situação de repouso usual. Por outro lado, durante a emissão *whispering*, os ventrículos laríngeos se estreitam e as estruturas supraglóticas, em particular as pregas vestibulares, descem, colidindo com as pregas vocais e impedindo sua vibração. O fechamento glótico mostrou-se incompleto, apresentando fenda glótica posterior evidente. Estudos aerodinâmicos do *whispering* indicaram que a velocidade do fluxo é 2 vezes maior no sussurro (*whispering* em fraca intensidade) e 3 vezes maior no cochicho (*whispering* em forte intensidade), com relação à fonação usual.[148]

Pesquisas realizadas, com a finalidade de se determinar diferenças entre a movimentação da caixa torácica durante a fala e o *whispering*, demonstraram que as pessoas alteram certos aspectos da função respiratória para ajustar-se às diferentes demandas laríngeas, no entanto a natureza destes ajustes não é sempre previsível. Há evidências claras e distintas entre as dinâmicas da caixa torácica nas duas situações laríngeas, particularmente as observações sobre a resistência laríngea ao fluxo aéreo que se mostrou significativamente menor no *whispering*, acompanhada de fluxo translaríngeo mais alto e com menor pressão traqueal.

Interessante observação dos autores foi a tendência em iniciar o *whispering* com volumes de ar menores do que na fonação usual, o que não era esperado. Além disto, também não houve maior deslocamento da caixa torácica previamente ao *whispering*, mostrando-se similar à produção vocal usual.[154]

O espectro da emissão áfona turbulenta (*whispering*) varia entre 200 e 2.000 Hz, enquanto o espectro da fala mostra-se intensificado entre 200 e 500 Hz.[155]

Estudos demonstram que é possível determinar a percepção de frequência (*pitch*) mais aguda ou mais grave na emissão áfona turbulenta (*whispering*) por influência dos formantes produzidos pelo falante. Diferentes posições dos lábios, movimentos da língua e posicionamento da laringe estão provavelmente envolvidos no processo.[156]

A **voz cochichada** (emissão áfona turbulenta ou *whispering*, em forte intensidade) pode ser utilizada como exercício, em casos de paresia laríngea e fenda fusiforme anterior, forçando o fechamento glótico anterior com auxílio da musculatura extrínseca. O exercício pode ser realizado com laringe alta ou baixa. Fisiologicamente costuma ser realizado com laringe alta.

Exercício de Retenção de Plosivas Sonoras: "B", "D", "G":

São dois os tipos de retenção:

1. De curta duração.
2. De longa duração.

A **retenção da plosiva bilabial "B"** consiste na oclusão dos lábios, preenchendo a cavidade bucal com ar e produzindo concomitante sonorização, por período curto ou longo (pensar em produzir um "u" com os lábios ocluídos).[4] Mantém-se esta produção por período mais curto ou mais longo, dependendo das necessidades adutoras (maior duração, maior adução). A vogal é liberada com suavidade (B + a). É fundamental certificar-se de que o fechamento velofaríngeo seja completo e que o som não esteja escapando pelo nariz. Ambas as produções favorecem o abaixamento da laringe, a ampliação da faringe e o aumento visível da adução glótica, promovendo, inclusive, a medialização das pregas vestibulares.

Distúrbios funcionais, como instabilidade fonatória em determinada região da tessitura de cantores, assimetrias de fase vibratória entre as pregas vocais e quebras de passagem do registro vocal no canto, podem ser beneficiados com o procedimento de curta duração (plosiva sonora de curta duração) em escalas descendentes.

O prolongamento da plosiva sonora (plosiva sonora de longa duração) promove maior eficiência adutora, provavelmente por aumento da atividade intrínseca da laringe. Essa técnica serve como coadjuvante à do espaguete retido, visando aumentar a firmeza glótica.

Além de beneficiar os portadores de fendas fusiformes, a retenção de plosivas sonoras tem-se mostrado eficaz no tratamento das hipocinesias e das paresias laríngeas. Quando o cliente não consegue realizar o procedimento por dificuldade na adução glótica, utilizar a variação tonal em direção aos agudos pode auxiliar na elevação laríngea e, consequentemente, no fechamento glótico.

A retenção da plosão também pode ser realizada com (D + a) ou (G + a), sendo que nessas duas posições ocorre discreta elevação laríngea, mais acentuada na segunda situação.

Tipos de Fibras dos Músculos Intrínsecos da Laringe

De maneira geral, os músculos têm sido classificados de diferentes formas com base em estudos biomecânicos, levando-se em consideração sua atividade metabólica, a velocidade de contração e a fatigabilidade de suas fibras.[157-159]

Durante o mecanismo de tosse, a glote se abre e se fecha de forma intermitente. Na deglutição, a glote fecha-se de forma intensificada; durante a respiração e a fonação, mantém-se, respectivamente, aberta e fechada, por períodos prolongados. A velocidade e o controle da musculatura laríngea para essas atividades são essenciais para a proteção das vias aéreas, assim como para o controle de trocas gasosas.

A atividade dos músculos intrínsecos da laringe é modulada pelos receptores de pressão da mucosa laríngea,[160,161] e sua velocidade de contração depende do tipo de fibra de que o músculo é constituído.

Pesquisas sobre os tipos de fibras musculares nas últimas quatro décadas têm enfocado principalmente a musculatura dos membros e do tronco, cuja principal função é a de locomoção.[162] Recentes estudos publicados sobre as características das fibras dos músculos intrínsecos da laringe revelam que suas propriedades são similares às encontradas nos músculos dos membros do corpo, incluindo a plasticidade filogenética, neural e o controle hormonal.[163]

Essas fibras musculares podem ser classificadas em dois tipos: lentas e rápidas.[164] Cada tipo de fibra tem diferentes propriedades, e a maioria dos músculos esqueléticos contém uma mistura de todos os tipos, com proporções diferentes de um músculo para o outro.

As fibras lentas são as do tipo I, de coloração vermelha. São fibras de contração oxidativo lenta (associadas ao mecanismo aeróbico), possuem pequeno diâmetro e são altamente resistentes à fadiga. Contêm grande número de mitocôndrias (responsáveis pela "respiração" celular) e alta concentração de mioglobina (hemoglobina muscular que armazena oxigênio). Essas fibras estão associadas à vasta rede capilar.[165,166] Por essa razão, geram grande suprimento de ATP e baixa ATPase, produzindo contração de forma econômica.

No corpo humano, músculos de contração lenta são utilizados para atividades de pouca velocidade, destinados a tarefas repetitivas de manutenção postural, como andar ou falar.

As fibras rápidas podem ser classificadas em três subtipos, de acordo com seu conteúdo de miosina: tipo IIA, IIX e IIB. Essas fibras produzem faixa de extensão de velocidade muscular e força em ordem crescente: IIA < IIX < IIB.[167] As fibras do tipo IIX e IIB podem gerar rápidas liberações de ATP pelo mecanismo glicolítico. São elas apropriadas para a liberação de pequenos jatos de contração muscular de alta velocidade e de força, mas são deficitárias em resistência.[163]

As fibras IIB são caracterizadas pela contração mais rápida de todas, sendo também as mais fatigáveis,[168] mas não estão presentes em mamíferos de grande porte, inclusive no ser humano.[169] Provavelmente, visando à conservação de energia durante seu processo evolutivo, os mamíferos de maior porte tenham perdido as fibras do tipo IIB.

No esqueleto muscular humano, as fibras dos tipos I, IIA e IIX são predominantes, causando as diferenças na função de cada músculo, individualmente.[170]

As fibras do tipo IIA (brancas intermediárias) produzem contrações mais rápidas do que as do tipo I, possuem maior diâmetro e são relativamente resistentes à fadiga, levando tempo menor que as fibras do tipo I, para alcançar o pico de tensão. Essas fibras contêm menor número de mitocôndrias e mioglobina, sendo designadas fibras de contração tipo oxidativo rápido-glicolítico. Possuem uma rede capilar menos densa do que as fibras do tipo I.[165,166] A composição das fibras IIA as torna ideais para maiores demandas musculares em tarefas de duração relativamente prolongada, como, por exemplo, correr sem esforço e cantar.

As fibras do tipo IIX (brancas) são maiores em diâmetro e as mais rápidas, denominadas glicolíticas rápidas (associadas ao metabolismo anaeróbico). No entanto, também fadigam mais rapidamente, sendo consideradas as mais fatigáveis do esqueleto muscular humano. Possuem número muito reduzido de mitocôndrias e mioglobina, com pequena rede capilar.[165,166] Atividades como correr velozmente e gritar dependem de limiares mais intensos de atividade muscular, de duração mais curta, provavelmente recrutando essas fibras de curto pico de contração.[171] Nessa situação, a contração é rápida, e a força é máxima, mas a fadiga também chega rapidamente.

Em suma, o tipo de fibras encontrado em determinado músculo pode nos dar pistas de sua função muscular. Por exemplo, se o músculo tem altas porcentagens de fibras do tipo I, podemos supor que é utilizado em tarefas de duração prolongada, sendo mais resistente à fadiga. Ao contrário, músculos contendo fibras do tipo IIX são responsáveis por atividades rápidas e de grande intensidade, mas também suscetíveis à fadiga.

As fibras do tipo I com relação às do tipo IIX constituem dois extremos. Ilustrando e fazendo uma analogia, se compararmos a perna do corredor de 100 metros (corredor de força e velocidade) à de um maratonista (corredor de resistência), observaremos que a perna do primeiro é volumosa (fibras rápidas, de maior diâmetro, fortes e menos resistentes à fadiga), enquanto a perna do maratonista é fina (fibras mais lentas, de menor diâmetro e mais resistentes à fadiga). Esse fato demonstra que o tipo de atividade desenvolvida favorece o desenvolvimento de fibras diferentes. Isso nos conduz às seguintes questões: a) da mesma forma que um atleta desenvolve sua musculatura, enfatizando tipos diferentes de fibras, um cantor, ator, ou qualquer outro profissional da voz também, ao realizar atividades vocais específicas, teria a capacidade de desenvolver determinados grupos musculares, podendo, eventualmente, aumentar a massa muscular das pregas vocais, sua força e sua resistência? b) um indivíduo idoso ou outro portador de sulco vocal, que geralmente apresenta atrofia das pregas vocais, poderia ser beneficiado por determinados exercícios visando à hipertrofia do músculo TA, como já mencionamos? A estas e a outras questões, muitos estudos deverão ser dirigidos.

Com relação aos músculos intrínsecos da laringe, estudos histoquímicos, tanto em humanos como em animais, têm comprovado que os TA, CAL e AA são rápidos, com alta proporção de fibras tipo II, enquanto os CT e CAP são mais lentos e resistentes à fadiga, dada sua maior proporção de fibras tipo I. Esses achados são compatíveis com a participação de cada músculo intrínseco nas diversas funções da laringe.

Os músculos adutores (TA, CAL e AA), por serem rápidos, permitem a proteção imediata das vias aéreas, não havendo necessidade de alta resistência muscular nesse caso específico. No entanto, os músculos CAP, ativados continuamente e de modo rítmico, durante os movimentos respiratórios, não necessitam de atividade rápida, mas sim de resistência à fadiga.

Da mesma forma, o CT, muito atuante durante a fonação nas variações melódicas, deve apresentar características contráteis semelhantes às dos CAP.

A porcentagem de fibras do tipo I em humanos nos CAP é de 65%.[172-174]

O compartimento muscular horizontal dos CAP tem 80% de fibras lentas e 20% de fibras rápidas (IIA). O compartimento vertical contém quantidades semelhantes de fibras lentas (55%) e rápidas (45%), claramente distinguíveis.[175] As fibras tipo IIX, em geral, não são encontradas nem nos CAP nem nos CT.[174]

O músculo TA, principalmente a porção interna, tem tanto fibras de metabolismo oxidativo de contração lenta, o que confere a ele certa resistência à fadiga durante a fonação, como também possui grande quantidade de fibras rápidas, principalmente a porção externa, produzindo velocidade rápida de contração, propriedade que permite realizar rápidos movimentos destinados a produzir as mudanças vocais tonais e os súbitos reflexos esfinctéricos.[176]

Estudos sobre os tipos de fibras musculares em gatos evidenciaram a existência das divisões interna e externa do TA. A interna, correspondendo à porção vocal (TA interno), exibiu grandes proporções de fibras do tipo I ocupando a parte médio-caudal do músculo, enquanto a porção externa muscular (TA externo), localizada na parte lateral do TA, revelou um predomínio de fibras do tipo II. Apesar de haver uma área de transição entre as duas partes, foi possível distinguir as fibras que pertenciam às duas porções em toda a extensão das pregas vocais.[177]

De maneira geral, o músculo TA humano contém a maioria de suas fibras do tipo II, rápidas (cerca de 65%).[172,178,179] Com relação às suas fibras lentas, há uma proporção aproximada de 8:2.[180]

O TA tem também maior concentração de fibras IIX que o CAL.[181] A velocidade de contração dos TA em animais é de 6, 5 a 14 ms mais rápida do que a dos CAP, cuja velocidade de contração é de 22 a 40 ms.[181,182]

Os músculos CT apresentam grande porcentagem de fibras do tipo I (43%),[172] mas não tão grande quanto a porcentagem encontrada nos CAP.

Os músculos AA têm mais alta proporção de fibras do tipo II (60%) do que I.[183]

Compartimentos Neuromusculares dos Músculos Intrínsecos da Laringe

Os músculos CAP, os TA e os CT demonstraram compartimentos neuromusculares distintos, com inervação também diversa.[21,184,185]

O suprimento nervoso dirigido aos CAL mostrou-se mais localizado e consistente com relação aos outros músculos intrínsecos.[21,184,185] As terminações nervosas intramusculares dos músculos CAL estão distribuídas em arranjo central e de forma anastomótica, sugerindo que as funções desse músculo sejam provenientes de uma unidade simples e não divisível, em compartimentos funcionalmente distintos.

Dentre os músculos laríngeos, o padrão de inervação dos CAL parece ser o que mais se aproxima da inervação dos TA externos.

Os músculos CAL e TA externo são os de contração mais rápida da laringe. Ambos, TA e CAL, têm como papel primário o fechamento rápido da glote, visando à efetiva proteção das vias respiratórias. Em contraste, o TA interno tem uma rede anastomótica muito mais densa, o que sugere controle neural muito mais refinado, provavelmente para servir seu papel fonatório.

Avaliação Perceptiva da Fonte Glótica – Escala RASATI

Várias propostas de avaliação vocal perceptiva têm sido apresentadas na literatura mundial, relacionadas tanto com as possibilidades da voz normal,[186,187] quanto com as alterações vocais identificadas na voz patológica.[188-190] O enfoque principal dessas propostas consiste em analisar a voz em dois setores:

1. **Fonte glótica (sinal laríngeo):** quando a avaliação perceptiva da voz é realizada considerando-se o grau de adução glótica e a vibração da mucosa das pregas vocais. A análise restringe-se ao som produzido na fonte glótica, relacionando-se com a frequência fundamental, com os harmônicos e com a presença de ruído. Por exemplo: carcinoma glótico, nódulos vocais, edemas da prega vocal, disfonia espasmódica etc.
2. **Filtro (sinal de saída):** quando a avaliação vocal perceptiva é realizada considerando-se a passagem dos harmônicos produzidos pela fonte glótica por meio do trato vocal (efeito de filtragem do som). Nessa situação, a análise é mais ampla e inclui também os aspectos vocais ligados à articulação e à ressonância.

As escalas de avaliação vocal perceptivas mais difundidas são: "GRBAS", criada pelo Comitê para Testes de Função Fonatória da Sociedade Japonesa de Logopedia e Foniatria (SJLF), em 1969, para avaliação da voz em nível glótico,[188,189] e "Modelo Fonético de Descrição da Qualidade Vocal – Fonte e Filtro",[186] para avaliação global da voz.

A escala **GRBAS**, para avaliação vocal perceptiva no nível glótico, originalmente considera G – *Grade*,[188] grau de disfonia ou grau de alteração da voz; R – *Rough*, grau de irregularidade da voz (não distinguindo entre rouquidão e aspereza vocais); B – *Breath*, grau de soprosidade; A– *Asthenic*, grau de astenia; S– *Strain*, grau de tensão. Analisando a fita de casos clínicos ilustrativos da GRBAS no vídeo original, elaborado pela SJLF, observamos que as amostras vocais intensamente irregulares foram consideradas *Rough*, independentemente da predominância do componente áspero ou rouco. O termo *Rough*, na língua inglesa, geralmente é utilizado para caracterizar irregularidade da voz, sendo, portanto, impreciso na distinção entre os aspectos perceptivos de rouquidão e de aspereza. Também ressaltamos que os termos "grau de disfonia" e "grau de alteração da voz", originalmente utilizados, não são termos ideais para caracterizar modificações provenientes exclusivamente da fonte glótica a que a escala se propõe.

Posteriormente, a escala GRBAS foi considerada **escala de rouquidão**.[189] Ao que tudo indica o G – *Grade* representa o grau geral de rouquidão; R – *Rough*, aspereza; B – *Breath*, soprosidade; A – *Asthenic*, astenia; S– *Strain*, tensão. Para evitar controvérsias, decidimos adaptar a escala GRBAS à língua portuguesa nos mesmos moldes,[189] passando a chamá-la de escala RASAT,[190] sendo esse um procedimento de aplicação rápida direcionado à triagem vocal da fonte glótica. Assim, em RASAT, temos: R – Rouquidão; A – Aspereza; S – Soprosidade; A – Astenia (hipofunção); T – Tensão (hiperfunção).

Alguns autores julgaram importante anexar à GRBAS o parâmetro instabilidade, relacionando-a basicamente com o tremor vocal, passando a chamá-la GRBASI.[191] Convém ressaltar que tremor vocal realmente exerce influência sobre a produção da fonte glótica, mas, em geral, relaciona-se com o tremor das estruturas do trato vocal. De forma geral, a instabilidade vocal da fonte pode ser relacionada com a flutuação dos parâmetros vocais referidos anteriormente, devendo ser incluída como parte da triagem vocal da fonte glótica.

Para introduzir o parâmetro "instabilidade vocal" não referido na escala RASAT original,[189] sugerimos a adoção de nova sigla *"RASATI"*, sendo que R corresponde à rouquidão; A, aspereza; S, soprosidade; A, astenia; T, tensão; I, instabilidade.

A **rouquidão** justifica-se por irregularidade vibratória da mucosa das pregas vocais durante a fonação em razão da presença isolada de fenda glótica maior ou igual a 0,5 mm^2 (valor aproximado, com base em pesquisas experimentais desenvolvidas pelo autor em laringes humanas extirpadas); presença isolada de alteração orgânica em mucosa vibratória; ou fenda, aliada à presença de alteração orgânica de mucosa vibratória.[192]

Exemplo característico de rouquidão ocorre nos nódulos vocais, hiperemia e edema de pregas vocais. Essa situação gera ruídos adventícios em baixa frequência,[193-195] mascarando no traçado espectrográfico os harmônicos. A voz apresenta-se irregular, produzindo ruído similar ao som de uma bandeira tremulando ao vento forte.

A **aspereza** implica em rigidez de mucosa, que também causaria certa irregularidade vibratória, dependendo da presença ou não de fenda glótica, com efeito perceptivo e acústico diverso. A qualidade vocal é bem característica, dando a impressão de voz seca e sem projeção. Em análise acústica, essas vozes são caracterizadas pela presença de ruídos em alta frequência,[193-195] quando há soprosidade associada (do contrário, observa-se redução dos harmônicos superiores com relação à voz normal). Isto, provavelmente, deve-se ao grande desperdício de ar durante a emissão vocal, necessário para desencadear vibração da mucosa rígida, favorecendo a identificação de harmônicos inferiores à espectrografia. O exemplo clássico de voz áspera por rigidez de mucosa é encontrado nos casos de sulco vocal. Cistos, pontes e bolsas geralmente acarretam voz áspera associada à rouquidão mais intensa, em razão da presença de edema que frequentemente os acompanha. A hiperfunção adutora da glote também pode causar a sensação de aspereza vocal por rigidez de sistema.

A **soprosidade** corresponde à presença de ruído de fundo, audível e cujo correlato fisiológico mais frequente é a presença de fenda glótica. Vale lembrar que, excepcionalmente, podemos encontrar soprosidade em casos de extrema rigidez de mucosa na ausência de fenda glótica. O termo soprosidade não existe no dicionário da língua portuguesa, entretanto foi mantido por ser comumente utilizado no meio fonoaudiológico e otorrinolaringológico.

A **astenia** está relacionada com a hipofunção adutora das pregas vocais e com a pouca energia na emissão, como observado em casos neurológicos. Por exemplo, *miastenia gravis*.

A **tensão** é associada ao esforço vocal por aumento da adução glótica (hiperfunção adutora), geralmente associada à elevação laríngea. Por exemplo: disfonia espasmódica de adução, síndromes vocais tensionais etc.

A graduação para avaliar os aspectos da RASATI realiza-se em seis níveis: ausente (0), leve (1), moderado (2) e intenso (3), considerando-se seus valores intermediários. Ausente (0) quando nenhuma alteração vocal é percebida pelo ouvinte; leve (1) para as alterações vocais discretas ou em caso de dúvida, se a alteração está presente ou não; moderado (2) quando a alteração é evidente; e intenso (3) para as alterações vocais extremas. Os valores intermediários são: 1 para 2 e 2 para 3.

As emissões utilizadas para o julgamento perceptivo da voz são vogal /a/ prolongada (vogal mais aberta e habitualmente utilizada em julgamentos perceptivos e acústicos), vogal "é" (por ser utilizada no exame laringológico) e amostra de fala encadeada.

O especialista na área de voz deve ter habilidade para integrar suas dimensões perceptivas, acústicas, fisiológicas e psicológicas durante a avaliação. Assim sendo, seu julgamento perceptivo deve ser considerado na hipótese diagnóstica. Alterações vocais relativas à escala RASATI no momento da emissão implicam, necessariamente, em achados laringoscópicos que as justifiquem. Nesses casos, se o exame laringológico convencional não identificar nenhuma alteração orgânica, torna-se imprescindível a realização de avaliação mais detalhada por laringoestroboscopia.

Incluímos na tabela de avaliação da RASATI o campo "observações", a fim de permitir ao avaliador a inclusão de outros aspectos que julgue necessários relativos à fonte (desvios acentuados de frequência ou intensidade vocal e distúrbios relacionados com o uso inadequado de registros vocais) (Fig. 44).

Ressaltamos que termos como *pitch* e *loudness* são influenciados por ajustes do trato vocal (ressonância) e também pela presença de ruídos adventícios parasitários à emissão, podendo interferir em nossa percepção de frequência e intensidade, mascarando a realidade.

PROTOCOLO DE TRIAGEM VOCAL: NÍVEL GLÓTICO

ESCALA RASATI

Legenda
S - Sim (com queixa vocal)
N - Não (sem queixa vocal)
R - Grau de rouquidão
A - Grau de aspereza
S - Grau de soprosidade
A - Grau de astenia
T - Grau de tensão
I - Grau de instabilidade

Cidade: Estado: Instituição:
Data: Avaliador:

N°	Nome	Sexo	Idade	Profissão	Queixa S N	R	A	S	A	T	I	Observações

Pinho, Pontes, 2008

Fig. 44. Protocolo de triagem vocal para avaliação perceptiva de nível glótico.

REFERÊNCIAS BIBLIOGRÁFICAS

1. Pinho SM. As fendas glóticas e a terapia fonoaudiológica. In: Ferreira LP. (Ed.). *Um pouco de nós sobre voz*. 2. ed. Carapicuíba (SP): Pró-fono, 1993. p. 51-9.
2. Pinho SM, Pontes PA. Disfonias funcionais: avaliação ORL dirigida à fonoterapia. *Acta AWHO* 1991;10(1):34-37.
3. Pinho SM. Avaliação e tratamento da voz. In: Pinho SM. (Ed.). *Fundamentos em fonoaudiologia: tratando os distúrbios da voz*. Rio de Janeiro: Guanabara-Koogan, 1998. p. 3-37.
4. Pinho SM. *Tópicos em voz. Terapia vocal*. Rio de Janeiro: Guanabara-Koogan, 2001. p. 1-17, cap. 1.
5. Pinho SM. Avaliação e tratamento da voz. In: Pinho SM. (Ed.). *Fundamentos em fonoaudiologia: tratando os distúrbios da voz*. 2. ed. Rio de Janeiro: Guanabara-Koogan, 2003. p. 3-37.
6. Pinho SM. Fisiologia da fonação. In: Ferreira LP, Befi-Lopes DM, Limongi SC. (Eds.). *Tratado de fonoaudiologia*. São Paulo: Roca; 2004. p. 3-10.
7. Imamura R, Tsuji DH, Sennes LU. Fisiologia da laringe. In: Pinho SM, Tsuji DH, Bohadana SC. (Eds.). *Fundamentos em laringologia e voz*. Rio de Janeiro: Revinter, 2006. p. 1-20.
8. Machado A. *Neuroanatomia funcional*. 2. ed. São Paulo: Atheneu, 1993.
9. Snell RS. *Clinical anatomy for medical students. The head and neck*. 5th ed. Boston: Little, Brown and Company; 1995. 631-860, cap. 11.
10. Biase NG, Korn GP, Brasil OO. Imobilidade laríngea. In: Ganança FF, Pontes P (Eds.). *Manual de otorrinolaringologia e cirurgia de cabeça e pescoço*. São Paulo: Manole, 2011. p. 63-81.
11. Sataloff RT. *Professional voice: the science and the art of clinical care. Clinical anatomy and physiology of the voice*. 3rd ed. San Diego: Plural, 2005. p. 143-77.
12. Duffy RJ. *Motor speech disorders: substrates, differential diagnosis and management. Neurologic bases of motor speech and its pathologies*. St. Louis: Mosby, 1995. p. 14-62.
13. Moore KL, Dalley AF. *Anatomia orientada para a clínica*. 5. ed. Rio de Janeiro: Guanabara Koogan, 2007.
14. Duffy RJ. *Motor speech disorders: substrates, differential diagnosis and managment. Flaccid dysarthria*. St. Louis: Mosby, 1995. p. 99-127.
15. Aronson AE, Bless DM. Neurologic voice disorders. In: Aronson AE, Bless DM. (Eds.). *Clinical voice disorders*. 4th ed. New York: Thieme, 2009. p. 71-100.
16. Zorzetto NL. Anatomia da orelha humana. In: Caldas Neto S, Mello Jr JF, Martins RH et al. (Eds.). *Tratado de otorrinolaringologia. Fundamentos*. 2. ed. São Paulo: Roca, 2011. p. 229-301, vol. 1.
17. Cooper MH. Anatomy of the larynx. In: Blitzer A, Brin MF, Ramig LO. (Eds.). *Neurologic disorders of the larynx*. 2nd ed. New York: Thieme, 2009. p. 3-9.
18. Clerf LH, Baltzell WH. Re-evaluation of Semon's hypothesis. *Laryngoscope* 1953 Aug.;63(8):693-99.
19. Frazier CH, Erb WH. The superior laryngeal nerve and the superior pole in thyroidectomies. *Ann Surg* 1935 June;101(6):1353-57.
20. Kirchner JA. Surgical injuries to laryngeal nerves. *Inst Laryngol Otol Report* 1964;14:27-34.
21. Mu L, Sanders I, Wu BL et al. The intramuscular innervation of the human interarytenoid muscle. *Laryngoscope* 1994 Jan.;104(1 Pt 1):33-39.
22. New GB. The larynx in diseases of the thyroid. *Ann Clin Med* 1922-1923;1:262-65.
23. Tschiassny K. Therapeutically induced paralysis of the cricothyroid muscle or its removal in paralytic laryngeal stenosis. *AMA Arch Otolaryngol* 1957 Feb.;65(2):133-42.
24. Vogel PH. The innervation of the larynx of man and the dog 1, 2. *Am J Anat* 1952 May;90(3):427-47.

25. Nasri S, Beizai P, Ye M et al. Cross-innervation of the thyroarytenoid muscle by a branch from the external division of the superior laryngeal nerve. *Ann Otol Rhinol Laryngol* 1997 July;106(7 Pt 1):594-98.
26. Wu BL, Sanders I, Mu L et al. The human communicating nerve. An extension of the external superior laryngeal nerve that innervates the vocal cord. *Arch Otolaryngol Head Neck Surg* 1994 Dec.;120(12):1321-28.
27. Marchese-Ragona R, Restivo DA, Mylonakis I et al. The superior laryngeal nerve injury of a famous soprano, Amelita Galli-Curci. *Acta Otorhinolaryngol Ital* 2013 Feb.;33(1):67-71.
28. Tanaka S, Hirano M, Umeno H. Laryngeal behavior in unilateral superior laryngeal nerve paralysis. *Ann Otol Rhinol Laryngol* 1994 Feb.;103(2):93-97.
29. Rubin AD, Sataloff RT. Vocal fold paresis and paralysis. In: Sataloff RT. (Ed.). Professional voice: the science and the art of clinical care. 3rd ed. San Diego: Plural, 2005. p. 871-86.
30. Tsai V, Celmer A, Berke GS et al. Videostroboscopic findings in unilateral superior laryngeal nerve paralysis and paresis. *Otolaryngol Head Neck Surg* 2007 Apr.;136(4):660-62.
31. Mendelsohn AH, Sung MW, Berke GS et al. Strobokymographic and videostroboscopic analysis of vocal fold motion in unilateral superior laryngeal nerve paralysis. *Ann Otol Rhinol Laryngol* 2007 Feb.;116(2):85-91.
32. Chhetri DK, Neubauer J, Bergeron JL et al. Effects of asymmetric superior laryngeal nerve stimulation on glottic posture, acoustics, vibration. *Laryngoscope* 2013 May 27. DOI: 10.1002/lary.24209. [Epub ahead of print].
33. Korn GP, Yazaki RK, Brasil OO. Avaliação clínica da laringe e voz. In: Dolci JE, Silva L. (Eds.). *Otorrinolaringologia guia prático*. São Paulo: Atheneu, 2012. p. 397-420.
34. Yazaki RK, Korn GP, Brasil OO. Semiologia laríngea: avaliação clínica da voz. In: Caldas Neto S, Mello Jr JF, Martins RH et al. (Eds.). *Tratado de otorrinolaringologia. Fundamentos*. 2. ed. São Paulo, 2011. p. 785-93, vol. 1.
35. De Biase N, Vieira VP, Pontes P. Sinais clínicos na paralisia unilateral de nervo laríngeo superior. *Acta ORL* 2005;23(2):17-20. [citado 2013 Out. 28]. Disponível em: <http://www.fonoevidence.com.br/docs/paralisia_nervo_laringeo_superior.pdf>
36. Aronson AE. *Clinical voice disorders: an interdisciplinary approach*. 2nd ed. New York: Thieme Verlag, 1985.
37. Letson JA, Tatchell R. Arytenoid movement. In: Sataloff R. (Ed.). *Professional voice: the science and the art of clinical care*. 3rd ed. San Diego (CA): Plural, 2005. p. 179-93.
38. Wang RC. Three-dimensional analysis of cricoarytenoid joint motion. *Laryngoscope* 1998 Apr.;108(4 Pt 2 Suppl 86):1-17.
39. Zemlin WR. Fonação. In: Zemlin WR. (Ed.). *Princípios de anatomia e fisiologia em fonoaudiologia*. 4. ed. Porto Alegre: Artes Médicas, 2000. p. 118-214.
40. Fink BR, Basek M, Epanchin V. The mechanism of opening of the human larynx. *Laryngoscope* 1956 Apr.;66(4):410-25.
41. Costa MM, Moscovici M, Pereira AA et al. Avaliação videofluoroscópica da transição faringoesofágica (esfíncter superior do esôfago). *Radiol Bras* 1993;26(2):71-80.
42. Pinho SM. *Manual de higiene vocal para profissionais da voz*. 4. ed. Barueri (SP): Pró-fono, 2007.
43. Sundberg J. *The science of the singing voice. The voice source*. Dekalb (IL): Northern Illinois University, 1987. p. 49-92, cap. 4.
44. Hirano M. The function of the intrinsic laryngeal muscles in singing. In: Stevens KN, Hirano M. (Eds.). *Vocal fold physiology*. Tokyo: University of Tokyo, 1981. p. 155-70.
45. Koyama T, Harvey JE, Ogura JH. Mechanics of voice production. II. Regulation of pitch. *Laryngoscope* 1971 Jan.;81(1):45-65.
46. Sataloff RT. *Professional voice: the science and art of clinical care. Clinical anatomy and physiology of the voice*. New York: Raven, 1991. p. 7-19, cap. 2.

47. Hillel AD. The study of laryngeal muscle activity in normal human subjects and in patients with laryngeal dystonia using multiple fine-wire electromyography. *Laryngoscope* 2001 Apr.;111(4 Pt 2 Suppl 97):1-47.
48. Sanders I, Jacobs I, Wu BL et al. The three bellies of the canine posterior cricoarytenoid muscle: implications for understanding laryngeal function. *Laryngoscope* 1993 Feb.;103(2):171-77.
49. Sanders I, Mu L, Wu BL et al. The intramuscular nerve supply of the human lateral cricoarytenoid muscle. *Acta Otolaryngol* 1993 Sept.;113(5):679-82.
50. Sellars I, Sellars S. Cricoarytenoid joint structure and function. *J Laryngol Otol* 1983 Nov.;97(11):1027-34.
51. Zemlin WR, Davis P, Gaza C. Fine morphology of the posterior cricoarytenoid muscle. *Folia Phoniatr (Basel)* 1984;36(5):233-40.
52. Bryant NJ, Woodson GE, Kaufman K et al. Human posterior cricoarytenoid muscle compartments. Anatomy and mechanics. *Arch Otolaryngol Head Neck Surg* 1996 Dec.;122(12):1331-36.
53. Sanders I, Rao F, Biller HF. Arytenoid motion evoked by regional electrical stimulation of the canine posterior cricoarytenoid muscle. *Laryngoscope* 1994 Apr.;104(4):456-62.
54. Okamura H, Katto Y. Fine structure of muscle spindle in arytenoid muscle of human larynx. In: Fujimura O. (Ed.). *Vocal physiology: voice production, mechanisms and functions*. New York: Raven, 1998. p. 135-44.
55. Cooper S. Muscle spindles and other muscle receptors. In: Boume GH. (Ed.). *The structure and function of muscle*. New York: Academic, 1960. p. 381-420, vol. 1.
56. Dedo HH. The paralyzed larynx: an electromyographic study in dogs and humans. *Laryngoscope* 1970 Oct.;80(10):1455-517.
57. Diamond AJ, Goldhaber N, Wu BL et al. The intramuscular nerve supply of the posterior cricoarytenoid muscle of the dog. *Laryngoscope* 1992 Mar.;102(3):272-76.
58. Adachi T, Umezaki T, Matsuse T et al. Changes in laryngeal muscle activities during hypercapnia in the cat. *Otolaryngol Head Neck Surg* 1998 Apr.;118(4):537-44.
59. Faaborg-Andersen K, Buchthal F. Action potentials from internal laryngeal muscles during phonation. *Nature* 1956 Feb. 18;177(4503):340-41.
60. Faaborg-Andersen K. Eletromyographic investigations of intrinsec laryngeal muscles in humans. *Acta Physiol Scand Suppl* 1957;41(140):1-149.
61. Kotby MN, Haugen LK. Critical evaluation of the action of the posterior crico-arytenoid muscle, utilizing direct EMG-study. *Acta Otolaryngol* 1970 Oct.;70(4):260-68.
62. Kuna ST, Smickley JS, Vanoye CR et al. Cricothyroid muscle activity during sleep in normal adult humans. *J Appl Physiol* 1994 June;76(6):2326-32.
63. Kotby MN. *Electromyography of the laryngeal muscles* [thesis]. Cairo: Faculty of Medicine, Ain Shams University, 1967.
64. Zenker W. Questions regarding the function of external laryngeal muscles. In: Brewer DW. (Ed.). *Research potentials in voice physiology*. New York: State University of New York, 1964. p. 20-40.
65. Hirano M, Ohala J. Use of hooked-wire electrodes for electromyography of the intrinsic laryngeal muscles. *J Speech Hear Res* 1969 June;12(2):362-73.
66. Hirose H. Posterior cricoarytenoid as a speech muscle. *Ann Otol Rhinol Laryngol* 1976 May-June;85(3 Pt 1):335-42.
67. Mu LC, Yang SL. The role of the posterior cricoarytenoid muscle in phonation: an electromyographic investigation in dogs. *Laryngoscope* 1991 Aug.;101(8):849-54.
68. Gay T, Hirose H, Strome M et al. Electromyography of the intrinsic laryngeal muscles during phonation. *Ann Otol Rhinol Laryngol* 1972 June;81(3):401-9.
69. Fujita M, Ludlow CL, Woodson GE et al. A new surface electrode for recording from the posterior cricoarytenoid muscle. *Laryngoscope* 1989 Mar.;99(3):316-20.
70. Hirano M. Vocal mechanisms in singing: laryngological and phoniatric aspects. *J Voice* 1988;2(1):51-69.

71. Feinstein B. The Application of electromyography to affections of the facial and the intrinsic laryngeal muscles. *Proc R Soc Med* 1946 Oct.;39(12):817-19.
72. Hiroto I, Hirano M, Toyozumi Y et al. Electromyographic investigation of the intrinsic laryngeal muscles related to speech sounds. *Ann Otol Rhinol Laryngol* 1967 Oct.;76(4):861-72.
73. Morrison MD, Nichol H, Rammage LA. Diagnostic criteria in functional dysphonia. Laryngoscope. 1986 Jan;96(1):1-8.
74. Suzuki M, Kirchner JA. The posterior cricoarytenoid as an inspiratory muscle. *Ann Otol Rhinol Laryngol* 1969;78:849-64.
75. Murakami Y, Kirchner JA. Respiratory movements of the vocal cords. An electromyographic study in the cat. *Laryngoscope* 1972 Mar.;82(3):454-67.
76. Ballenger JJ. Anatomy of the larynx. In: Ballenger JJ. (Ed.). *Diseases of the nose, throat ear head and neck*. 13th ed. Philadelphia: Lea and Febiger,1985. p. 376-85.
77. Nasri S, Beizai P, Sercarz JA et al. Function of the interarytenoid muscle in a canine laryngeal model. *Ann Otol Rhinol Laryngol* 1994 Dec.;103(12):975-82.
78. Negus VE. *The comparative anatomy and physiology of the larynx*. New York: Grune and Stratton, 1949.
79. Vandaele DJ, Perlman AL, Cassell MD. Intrinsic fibre architecture and attachments of the human epiglottis and their contributions to the mechanism of deglutition. *J Anat* 1995 Feb.;186(Pt 1):1-15.
80. Testut L, Latarjet A. *Traite d'anatomie humaine*. 9th ed. Tome premier. Paris: G Doin, 1948.
81. Choi HS, Ye M, Berke GS. Function of the interarytenoid(IA) muscle in phonation: in vivo laryngeal model. *Yonsei Med J* 1995 Mar.;36(1):58-67.
82. Van Den Berg J. Myoelastic-aerodynamic theory of voice production. *J Speech Hear Res* 1958 Sept.;1(3):227-44.
83. Costa MM. Anatomia funcional da faringe. In: Petroiani A. (Ed.). *Anatomia cirúrgica*. Rio de Janeiro: Guanabara Koogan, 1999. p. 206-16.
84. Hirano M. The laryngeal muscles in singing. In: Hirano M, Kirchner JA, Bless DM. (Eds.). *Neurolaryngology recent advances*. Boston: College-Hill; 1987. p. 209-30.
85. Hirano M, Koike Y, Joyner J. Style of phonation. An electromyographic investigation of some laryngeal muscles. *Arch Otolaryngol* 1969 June;89(6):902-7.
86. Hirano M, Ohala J, Vennard W. The function of laryngeal muscles in regulating fundamental frequency and intensity of phonation. *J Speech Hear Res* 1969 Sept.;12(3):616-28.
87. Hirose H. Laryngeal articulatory adjustments in terms of EMG. In: Hirano M, Kirchner JA, Bless DM. (Eds.). *Neurolaryngology recent advances*. Boston: College-Hill, 1987. p. 200-8.
88. Baken RJ. Neuromuscular spindles in the intrinsic muscles of a human larynx. *Folia Phoniatr (Basel)* 1971;23(4):204-10.
89. Brancatisano A, Dodd DS, Engel LA. Posterior cricoarytenoid activity and glottic size during hyperpnea in humans. *J Appl Physiol* 1991 Sept.;71(3):977-82.
90. Brancatisano TP, Dodd DS, Engel LA. Respiratory activity of posterior cricoarytenoid muscle and vocal cords in humans. *J Appl Physiol* 1984 Oct.;57(4):1143-49.
91. Kuna ST, Insalaco G, Villeponteaux RD. Arytenoideus muscle activity in normal adult humans during wakefulness and sleep. *J Appl Physiol* 1991 Apr.;70(4):1655-64.
92. Kuna ST, Insalaco G, Woodson GE. Thyroarytenoid muscle activity during wakefulness and sleep in normal adults. *J Appl Physiol* 1988 Sept.;65(3):1332-39.
93. Sanders I, Wu BL, Biller HF. Phonatory specialization of human laryngeal muscles. *Trans Am Laryngol Assoc* 1994;115:153.
94. Stroud HM, Zwiefach E. Mechanism of the larynx and recurrent nerve palsy. *J Laryngol Otol* 1956 Feb.;70(2):86-96.

95. Sonesson B. On the anatomy and vibratory pattern of the human vocal folds. With special reference to a photo-eletrical method for studying the vibratory movements. *Acta Otolaryngol* 1960;52(Suppl 156):1-80.
96. Windhorst U, Hamm TM, Stuart DG. On the function of muscle and reflex partitioning. *Behav Brain Sci* 1989;12(04):629-45.
97. Sanders I, Rai S, Han Y et al. Human vocalis contains distinct superior and inferior subcompartments: possible candidates for the two masses of vocal fold vibration. *Ann Otol Rhinol Laryngol* 1998 Oct.;107(10 Pt 1):826-33.
98. Wustrow F. [Bau und Funktion des menschlichen Musculus vocalis]. *Z Anat Entwicklungsgesch.* 1953;116(6):506-22.
99. Smith S. Remarks on the physiology of the vibrations of the vocal cords. *Folia Phoniatr (Basel)* 1954;6(3):166-78.
100. Hirano M. Morphological structure of the vocal cord as a vibrator and its variations. *Folia Phoniatr (Basel)* 1974;26(2):89-94.
101. Farnsworth DW. High speed motion pictures of the human vocal cords. *Bell Lab Rec* 1940;18(7):203-8.
102. Yumoto E, Kadota Y, Kurokawa H. Infraglottic aspect of canine vocal fold vibration: effect of increase of mean airflow rate and lengthening of vocal fold. *J Voice* 1993 Dec.;7(4):311-18.
103. Pressman JJ. Physiology of the vocal cords in phonation and respiration. *Arch Otolaryngol* 1942;35(3):355-98.
104. Hirano M, Sato K. *Histological color atlas of the human larynx.* San Diego (CA): Singular, 1993.
105. Sellars IE. A re-appraisal of intrinsic laryngeal muscle action. *J Otolaryngol* 1978 Oct.;7(5):450-56.
106. Hast MH, Golbus S. Physiology of the lateral cricoarytenoid muscle. *Pract Otorhinolaryngol (Basel)* 1971;33(3):209-14.
107. Titze IR. On the relation between subglottal pressure and fundamental frequency in phonation. *J Acoust Soc Am* 1989 Feb.;85(2):901-6.
108. Hirano M, Bless DM. *Videostroboscopic examination of the larynx.* San Diego: Singular, 1993.
109. Hirano M. Structure of the vocal fold in normal and disease states-anatomical and physical studies. In: Ludlow CL, Hard MO. (Eds.). *Proceedings of the conference on the assessment of vocal pathology.* Rockville, Maryland: ASHA Rep. 1981. p. 11-30.
110. Gray SD. Sanduíches, gelatina e voz: um estudo da composição da prega vocal. In: Behlau M. (Ed.). *Laringologia e voz hoje Temas do 4º Congresso Brasileiro de Laringologia e Voz.* Rio de Janeiro: Revinter, 1997.
111. Boone DR, McFarlane SC. *The voice and voice therapy.* 4th ed. New Jersey: Prentice-Hall, 1988.
112. Vieira MN. *Automated measures of dysphonias and the phonatory effects of asymmetries in the posterior larynx* [thesis]. Edinburgh (UK): University of Edinburgh, 1997.
113. Vieira MN, McInnes FR, Jack MA. Comparative assessment of electroglottographic and acoustic measures of jitter in pathological voices. *J Speech Lang Hear Res* 1997 Feb.;40(1):170-82.
114. Pinho SM, Navas DM, Case JL et al. O uso do vocal fry no tratamento da puberfonia. In: Marquesan IQ, Zorzi JL, Gomes ID, editores. Tópicos em fonoaudiologia. São Paulo: Lovise, 1996. p. 661-64.
115. Case JL. *Clinical management of voice disorders.* 3rd ed. Austin (TX): Pro-ed, 1996.
116. Pinho SM, Pontes PA, Gadelha ME et al. Vestibular vocal fold behavior during phonation in unilateral vocal fold paralysis. *J Voice* 1999 Mar.;13(1):36-42.
117. Hong KH, Ye M, Kim YM et al. Functional differences between the two bellies of the cricothyroid muscle. *Otolaryngol Head Neck Surg* 1998 May;118(5):714-22.

118. Hong KH, Ye M, Kim YM et al. The role of strap muscles in phonation-in vivo canine laryngeal model. *J Voice* 1997 Mar;11(1):23-32.
119. Hong KH, Kim HK, Kim YH. The role of the pars recta and pars oblique of cricothyroid muscle in speech production. *J Voice* 2001 Dec.;15(4):512-18.
120. Fink BR, Demarest RJ. *Laryngeal biomechanics*. Cambridge: Havard, 1978.
121. McHenry MA, Kuna ST, Minton JT et al. Differential activity of the pars recta and pars oblique in fundamental frequency control. *J Voice* 1997 Mar.;11(1):48-58.
122. Greene MC. *The voice and its disorders*. 2nd ed. Philadelphia: Lippincott, 1964.
123. Arnold GE. Physiology and pathology of the cricothyroid muscle. *Laryngoscope* 1961 July;71:687-753.
124. Konrad HR, Rattenborg CC. Combined action of laryngeal muscles. *Acta Otolaryngol* 1969 June;67(6):646-49.
125. Woodson GE, Sant'Ambrogio F, Mathew O et al. Effects of cricothyroid muscle contraction on laryngeal resistance and glottic area. *Ann Otol Rhinol Laryngol* 1989 Feb.;98(2):119-24.
126. Bartlett Jr D. Respiratory functions of the larynx. *Physiol Rev* 1989 Jan.;69(1):33-57.
127. Hollien H. On vocal registers. *J Phon* 1974;2:125-43.
128. Hirano M, Vennard W, Ohala J. Regulation of register, pitch and intensity of voice. An electromyographic investigation of intrinsic laryngeal muscles. *Folia Phoniatr (Basel)* 1970;22(1):1-20.
129. Pontes P, Behlau M. Treatment of sulcus vocalis: auditory perceptual and acoustical analysis of the slicing mucosa surgical technique. *J Voice* 1993 Dec.;7(4):365-76.
130. Brandi ES. *Disfonias: avaliar para melhor tratar*. Rio de Janeiro: Atheneu, 1996.
131. Kotby MN. *The accent method of voice therapy*. San Diego (CA): Singular, 1995.
132. Kotby MN, Shiromoto O, Hirano M. The accent method of voice therapy: effect of accentuations on FO, SPL, and airflow. *J Voice* 1993 Dec.;7(4):319-25.
133. Dinville C. *A técnica da voz cantada*. Rio de Janeiro: Enelivros, 1993.
134. Dejonckere PH. Fascinating and intriguing vibrato. In: Dejonckere PH, Hirano M, Sundberg J. (Eds.). *Vibrato*. San Diego (CA): Singular, 1995. p. 1-7.
135. Vernnard W. *Singing: the mechanism and the technique*. New York: Carl Fisher, 1967.
136. Sundberg J. Acoustic and psychoacoustic aspects of vocal vibrato. In: Dejonckere PH, Hirano M, Sundberg J. (Eds.). Vibrato. San Diego (CA): Singular, 1995. p. 35-61.
137. Shipp T, Doherty ET, Haglund S. Physiologic factors in vocal vibrato production. *J Voice* 1990;4(4):300-4.
138. Hirano M, Hibi S, Hagino S. Physiological aspects of vibrato. In: Dejonckere PH, Hirano M, Sundberg J. (Eds.). *Vibrato*. San Diego (CA): Singular, 1995. p. 9-33.
139. Vieira MN, Rosa LL. Avaliação acústica na prática fonoaudiológica. In: Pinho SM, Tsuji DH, Bohadana SC. (Eds.). *Fundamentos em laringologia e voz*. Rio de Janeiro: Revinter, 2006. p. 33-52.
140. Rosa LL. *Vibrato sertanejo: análise acústica e correlatos fisiológicos no trato vocal* [dissertação]. São Paulo: Universidade de São Paulo, Faculdade de Medicina, 2003.
141. Michel JF, Myers RD. The effects of crescendo on vocal vibrato. *J Voice* 1991;5(4):292-98.
142. Titze IR, Solomon NP, Luschei ES et al. Interference between normal vibrato and artificial stimulation of laryngeal muscles at near-vibrato rates. *J Voice* 1994 Sept.;8(3):215-23.
143. Dromey C, Carter N, Hopkin A. Vibrato rate adjustment. *J Voice* 2003 June;17(2):168-78.
144. Behlau M, Madazio G, Azevedo R et al. Disfonias neurológicas. In: Behlau M. (Ed.). *Voz: o livro do especialista*. Rio de Janeiro: Revinter; 2005. p. 111-86, vol. 2.
145. Diaz JA, Rothman HB. Acoustical comparison between samples of good and poor vibrato in singers. *J Voice* 2003 June;17(2):179-84.
146. Klich RJ. Effects of speech level and vowel context on intraoral air pressure in vocal and whispered speech.. *Folia Phoniatr (Basel)* 1982;34(1):33-40.

147. Luchsinger R, Arnold GE. The qualities of the voice. In: Luchsinger R, Arnold GE. (Eds.). *Voice, speech, language: clinical communicology: its physiology and pathology.* Belmont (MA): Wadsworth, 1965. p. 84-121.
148. Solomon NP, McCall GN, Trosset MW *et al.* Laryngeal configuration and constriction during two types of whispering. *J Speech Hear Res* 1989 Mar.;32(1):161-74.
149. Sawashima S, Hirose H. Laryngeal gestures in speech production. In: MacNaeilage PF. (Ed.). *The production of speech.* New York: Springer, 1973. p. 11-37.
150. Tsunoda K, Niimi S, Hirose H. The roles of the posterior cricoarytenoid and thyropharyngeus muscles in whispered speech. *Folia Phoniatr Logop* 1994;46(3):139-51.
151. Weitzman RS, Sawashima M, Hirose H *et al.* Devoiced and whispered vowels in japanese. *Ann Bull RILP* 1976;10:61-79. Acesso em: 2013 Sept. 12. Disponível em: http://www.umin.ac.jp/memorial/rilp-tokyo/R10/R10_061.pdf.
152. Monoson P, Zemlin WR. Quantitative study of whisper. *Folia Phoniatr (Basel)* 1984;36(2):53-65.
153. Tsunoda K, Ohta Y, Soda Y *et al.* Laryngeal adjustment in whispering magnetic resonance imaging study. *Ann Otol Rhinol Laryngol* 1997 Jan.;106(1):41-43.
154. Stathopoulos ET, Hoit JD, Hixon TJ, Watson PJ, Solomon NP. Respiratory and laryngeal function during whispering. *J Speech Hear Res* 1991 Aug.;34(4):761-67.
155. Schwartz MF. Power spectral density measurements of oral and whispered speech. *J Speech Hear Res* 1970 June;13(2):445-46.
156. Higashikawa M, Nakai K, Sakakura A *et al.* Perceived pitch of whispered vowels– relationship with formant frequencies: a preliminary study. *J Voice* 1996 June;10(2):155-58.
157. Brooke MH, Kaiser KK. Muscle fiber types: how many and what kind? *Arch Neurol* 1970 Oct.;23(4):369-79.
158. Peter JB, Barnard RJ, Edgerton VR *et al.* Metabolic profiles of three fiber types of skeletal muscle in guinea pigs and rabbits. *Biochemistry* 1972 July 4;11(14):2627-33.
159. Burke RE, Levine DN, Tsairis P *et al.* Physiological types and histochemical profiles in motor units of the cat gastrocnemius. *J Physiol* 1973 Nov.;234(3):723-48.
160. Sammon M, Romaniuk JR, Bruce EN. Role of deflation-sensitive feedback in control of end-expiratory volume in rats. *J Appl Physiol* 1993 Aug.;75(2):902-11.
161. Stella MH, England SJ. Modulation of laryngeal and respiratory pump muscle activities with upper airway pressure and flow. *J Appl Physiol* 2001 Aug.;91(2):897-904.
162. Pette D, Staron RS. Cellular and molecular diversities of mammalian skeletal muscle fibers. *Rev Physiol Biochem Pharmacol* 1990;116:1-76.
163. Hoh JF. Laryngeal muscle fibre types. *Acta Physiol Scand* 2005 Feb.;183(2):133-49.
164. Gorza L. Identification of a novel type 2 fiber population in mammalian skeletal muscle by combined use of histochemical myosin ATPase and anti-myosin monoclonal antibodies. *J Histochem Cytochem* 1990 Feb.;38(2):257-65.
165. Kubinova L, Janacek J, Ribaric S *et al.* Three-dimensional study of the capillary supply of skeletal muscle fibres using confocal microscopy. *J Muscle Res Cell Motil* 2001;22(3):217-27.
166. Leary SC, Lyons CN, Rosenberger AG *et al.* Fiber-type differences in muscle mitochondrial profiles. *Am J Physiol Regul Integr Comp Physiol* 2003 Oct.;285(4):R817-26.
167. Bottinelli R, Schiaffino S, Reggiani C. Force-velocity relations and myosin heavy chain isoform compositions of skinned fibres from rat skeletal muscle. *J Physiol* 1991 June;437:655-72.
168. Larsson L, Edstrom L, Lindegren B *et al.* MHC composition and enzyme-histochemical and physiological properties of a novel fast-twitch motor unit type. *Am J Physiol* 1991 July;261(1 Pt 1):C93-101.

169. Smerdu V, Karsch-Mizrachi I, Campione M et al. Type IIx myosin heavy chain transcripts are expressed in type IIb fibers of human skeletal muscle. *Am J Physiol* 1994 Dec.;267(6 Pt 1):C1723-28.
170. Schiaffino S, Reggiani C. Molecular diversity of myofibrillar proteins: gene regulation and functional significance. *Physiol Rev* 1996 Apr.;76(2):371-423.
171. Bottinelli R, Canepari M, Reggiani C et al. Pase activity during isometric contraction and isomyosin composition in rat single skinned muscle fibres. *J Physiol* 1994 Dec. 15;481(Pt 3):663-75.
172. Happak W, Zrunek M, Pechmann U et al. Comparative histochemistry of human and sheep laryngeal muscles. *Acta Otolaryngol* 1989 Mar.-Apr.;107(3-4):283-88.
173. Langkau R, Martin F, Klingholz F. Influence of unilateral vocal fold fixation on the structure of the intrinsic laryngeal muscles. *Folia Phoniatr (Basel)* 1993;45(3):145-51.
174. Wu YZ, Baker MJ, Crumley RL et al. Single-fiber myosin heavy-chain isoform composition of rodent laryngeal muscle: modulation by thyroid hormone. *Arch Otolaryngol Head Neck Surg* 2000 July;126(7):874-80.
175. Brandon CA, Rosen C, Georgelis G et al. Muscle fiber type composition and effects of vocal fold immobilization on the two compartments of the human posterior cricoarytenoid: a case study of four patients. *J Voice* 2003 Mar.;17(1):63-75.
176. Guida HL, Zorzetto NL. Morphometric and histochemical study of the human vocal muscle. *Ann Otol Rhinol Laryngol* 2000 Jan.;109(1):67-71.
177. Imamura R, Yoshida Y, Fukunaga H et al. Thyroarytenoid muscle: functional subunits based on morphology and muscle fiber typing in cats. *Ann Otol Rhinol Laryngol* 2001 Feb.;110(2):158-67.
178. Sadeh M, Kronenberg J, Gaton E. Histochemistry of human laryngeal muscles. *Cell Mol Biol Incl Cyto Enzymol* 1981;27(6):643-48.
179. Teig E, Dahl HA, Thorkelsen H. Actomyosin ATPase activity of human laryngeal muscles. *Acta Otolaryngol.* 1978 Mar-Apr;85(3-4):272-81.
180. Shiotani A, Westra WH, Flint PW. Myosin heavy chain composition in human laryngeal muscles. *Laryngoscope* 1999 Sept.;109(9):1521-24.
181. Hirose H, Ushijima T, Kobayashi T et al. An experimental study of the contraction properties of the laryngeal muscles in the cat. *Ann Otol Rhinol Laryngol* 1969 Apr.;78(2):297-306.
182. Skoglund CR. Contraction properties of intrinsic laryngeal muscles. *Acta Physiol Scand* 1964 Apr.;60:318-36.
183. Tellis CM, Rosen C, Thekdi A et al. Anatomy and fiber type composition of human interarytenoid muscle. *Ann Otol Rhinol Laryngol* 2004 Feb.;113(2):97-107.
184. Wu BL, Sanders I. A technique for demonstrating the nerve supply of whole larynges. *Arch Otolaryngol Head Neck Surg* 1992 Aug.;118(8):822-27.
185. Sanders I, Wu BL, Mu L et al. The innervation of the human larynx. *Arch Otolaryngol Head Neck Surg* 1993 Sept.;119(9):934-39.
186. Laver J. *The phonetic description of voice quality.* Cambridge: Cambridge University, 1980.
187. Laver J. The concept of articulatory settings: an historical survey. *Historiogr Linguist* 1978;5:1-14.
188. Isshiki N, Okamura H, Tanabe M et al. Differential diagnosis of hoarseness. *Folia Phoniatr (Basel)* 1969;21(1):9-19.
189. Hirano N. *Clinical examination of voice.* Viena: Springer Verlag, 1981.
190. Pinho SM, Pontes PA. Avaliação perceptiva da fonte glótica: Escala RASAT. *Vox Brasilis* 2002;8(3):11-13.
191. Piccirillo JF, Painter C, Fuller D et al. Assessment of two objective voice function indices. *Ann Otol Rhinol Laryngol* 1998 May;107(5 Pt 1):396-400.
192. Isshiki N. Recent advances in phonosurgery. *Folia Phoniatr (Basel)* 1980;32(2):119-54.

193. Hirano M, Yoshida T, Tanaka S *et al.* Sulcus vocalis: functional aspects. *Ann Otol Rhinol Laryngol* 1990 Sept.;99(9 Pt 1):679-83.
194. Hammarberg B, Gauffin J. Perceptual and acoustics characteristics of quality differences in pathological voices as related to physiological aspects. In: Fujimura O, Hirano M. (Eds.). *Vocal fold physiology*. San Diego: Singular,1995. p. 283-303.
195. Hammarberg B. Voice research and clinical needs. *Folia Phoniatr Logop* 2000 Jan.-June.;52(1-3):93-102.

ÍNDICE REMISSIVO

Números de páginas acompanhados de um *f* em *itálico* referem-se a figuras

A
Amplitude vibratória, *50f*
Ancoragem
 corporal, 60
 facial, 60
Aritenoidectomia, 9
Arnold
 nervo de, 4
Astenia, 77

B
Bernoulli
 efeito de, 13

C
Cinturões de brilho
 do trato vocal, *35f*
Cone elástico, 14
 definição, 14

D
Diplofonia, 10

E
Efeito de Bernoulli, *13f*
Eletromiografia, 7
Emissão áfona turbulenta, 68
Energia acústica, 12
Escala GRBAS, 75
Exercícios
 da fonação econômica, 18
 de emissão vocal sustentada, 24
 de inspiração forçada máxima, 26
 de retenção de plosivas sonoras,
 de sucção isométrica do ar, 19
 de sucção isotônica do ar, 19
 de sucção progressiva do ar, 18
 de vibração, 62
 do espaguete, 18
 sniff, 20

F
Facilitador
 de emissão, 51
 de fluxo, 51
Fisiologia vocal, 1
 processos básicos da, 1
Fonação
 definição de, 10
 fonte glótica, 10
 origem da, 1
 soprosa, 28
Fonte glótica
 avaliação perceptiva da, 75
Forame jugular, *4f*
Fry
 inspiratório, 52
 relaxado, 50
 tenso, 50

G
Galeno
 alça de, 9

H
Hipersinesia laríngea, 29
 formas de, 29
  hiperfunção global, 29
  hiperfunção laríngea, 29
  hipofunção laríngea, 29

K

Kargyraa
  voz de, 50

L

Laringe
  definição de, 12
  membranas internas da, 16
Laringoscopia, 17
Laringoscópio, 8
Ligamentos vocais, 16
Língua
  vibração de, 63

M

Mecanismo extrínseco, 53
Membranas internas
  da laringe, 16
Músculo(s)
  ariepiglóticos, 32
  aritenóideos, 30
    função dos, 30
    oblíquos, 32
    transverso, 30
  constritor superior da faringe, 33
  cricoaritenóideos laterais, 44
    forma, 44
    origem, 44
  cricofaríngeo, 56
  cricotireóideos, 53
  esternotireóideo
    alongamento prévio do, 27
  estilofaríngeo, 43
  intrínsecos
    da laringe, 20
      abdutores, 21
        cricoaritenóideos posteriores, 22
      adutores, 21, 30
        função dos, 30
      compartimentos
        neuromusculares, 74
      tensores, 21, 30
        função dos, 30
      tipos de fibras dos, 71
  palatofaríngeos, 33, 43
  palatoglosso, 61
  tireoaritenóideos, 45
  ventricular, 52
Musical Fantasma da Ópera, 40

N

Nervo faríngeo, 5
  função do, 5
Nervo glossofaríngeo, 5
  função do, 5
Nervo laríngeo inferior, 8
Nervo laríngeo superior, 6
Nervo vago
  gânglios sensitivos do, 4
  núcleo do
    lesão do, 9
  ramos do, 4
Nível de projeção, 41

P

Pregas vocais, 16, 52
  vibração das, 12
Presbifonia, 51
Processo fonatório, 1
  fisiologia vocal, 1
  fonação, 10
  músculos aritenóideos, 30
  músculos cricoaritenóideos
    laterais, 44
  músculos cricotireóideos, 53
  músculos intrínsecos abdutores, 22
  músculos intrínsecos da laringe, 20
    compartimentos
      neuromusculares dos, 74
    tipos de fibras dos, 71
  músculos intrínsecos tensores, 30
  músculos tireoaritenóideos, 45
  sistema nervoso periférico, 2
  representação esquemática do, 2f
Projeção vocal
  níveis de, 38f

R

Região glótica
  visão laringoscópica da, 36f
Registro(s)
  basal, 49
  de assobio, 49

de flauta, 49
denso, 58
médio, 58
modal, 57
vocais, 56
Rouquidão, 76

S
Sinal
  de saída, 75
  laríngeo, 75
Sistema nervoso periférico, 2
  nervo vago, 3
  pares de nervos cranianos, 2
Sniff, 28
Soprosidade, 77

T
Técnica de desenvolvimento
  muscular, 51
Trato vocal, 10
  ajustes do, 35
  fenda triangular, 28
  formação do, 10

Tremolo, 68
Trillo, 68
Trinado, 68

V
Vibração glótica, *12f*
Vibração simultânea, 64
Vibrato, 65
  de amplitude, 66
  de frequência, 66
  taxa do, 65
Vocal *fry*, 49, 52
Voz cochichada, 68, 70
Voz de *kargyraa*, 50
Voz gutural, 42
Voz mista, 58, 60
Voz plena, 58
Voz sussurrada, 68

X
Xerorradiografia, 11

Z
Zona de passagem, 59